GLUTENFREIES KOCHBUCH FÜR ANFÄNGER

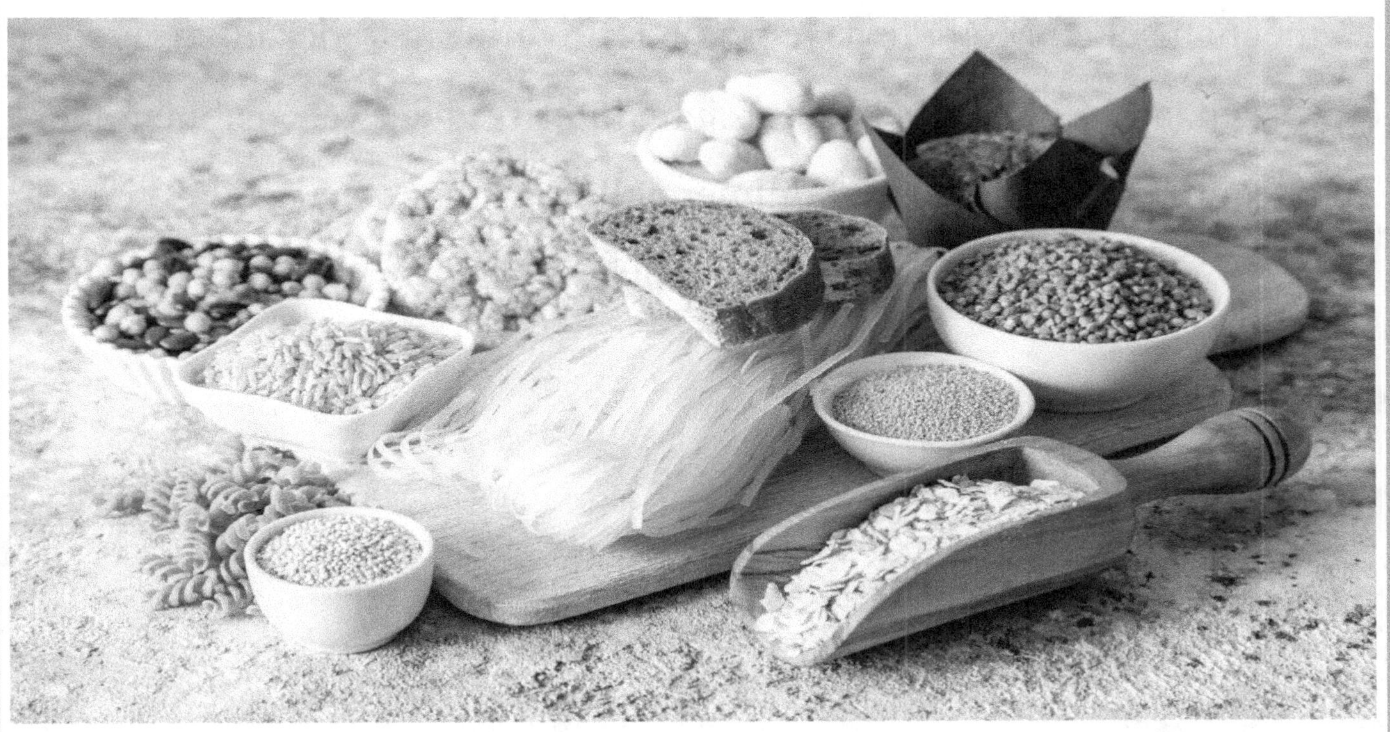

600 Rezepte für einfache und erschwingliche

Mahlzeiten zum Thema gesundes Kochen

Doreen Achen

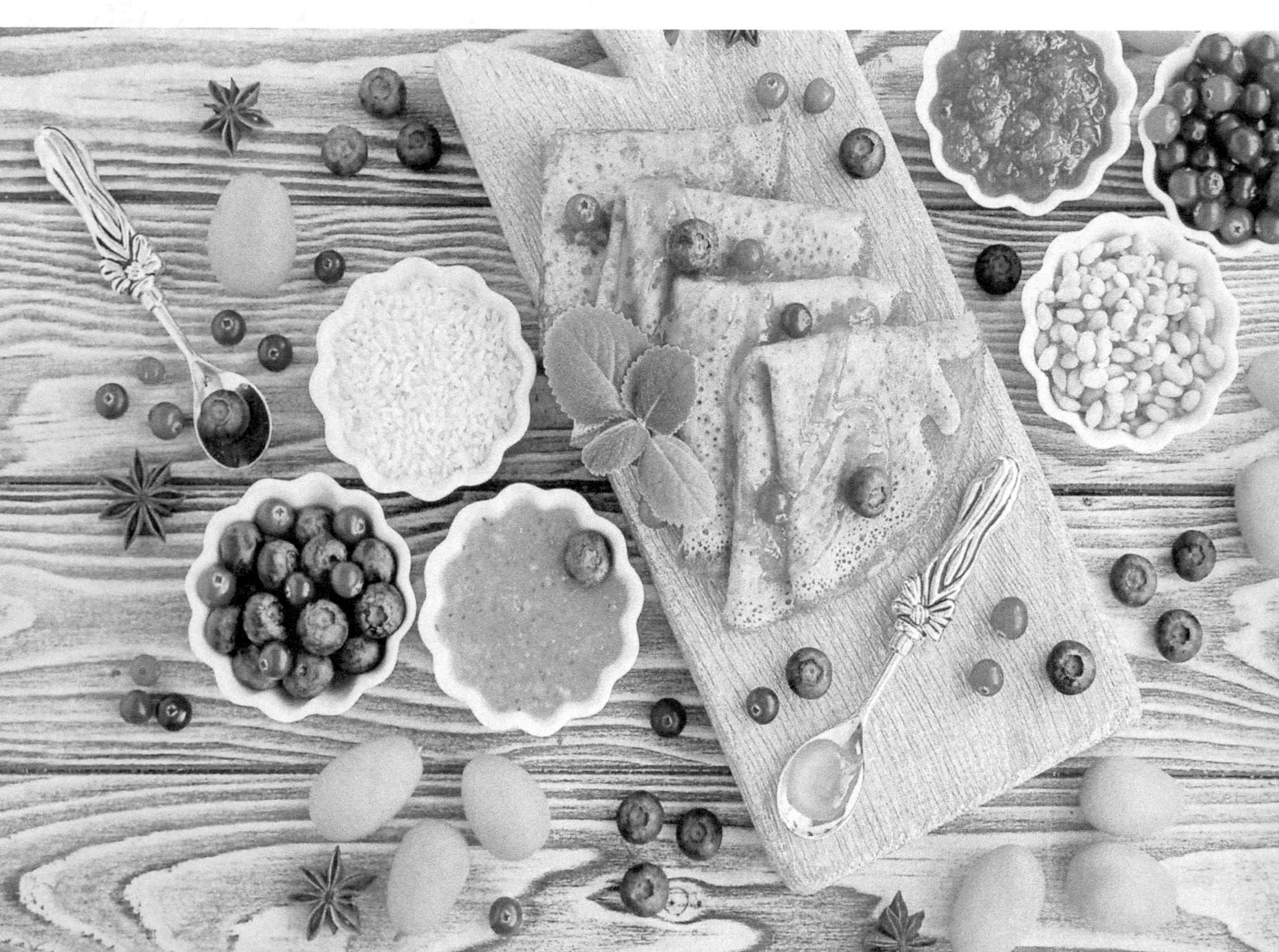

Inhaltsverzeichnis

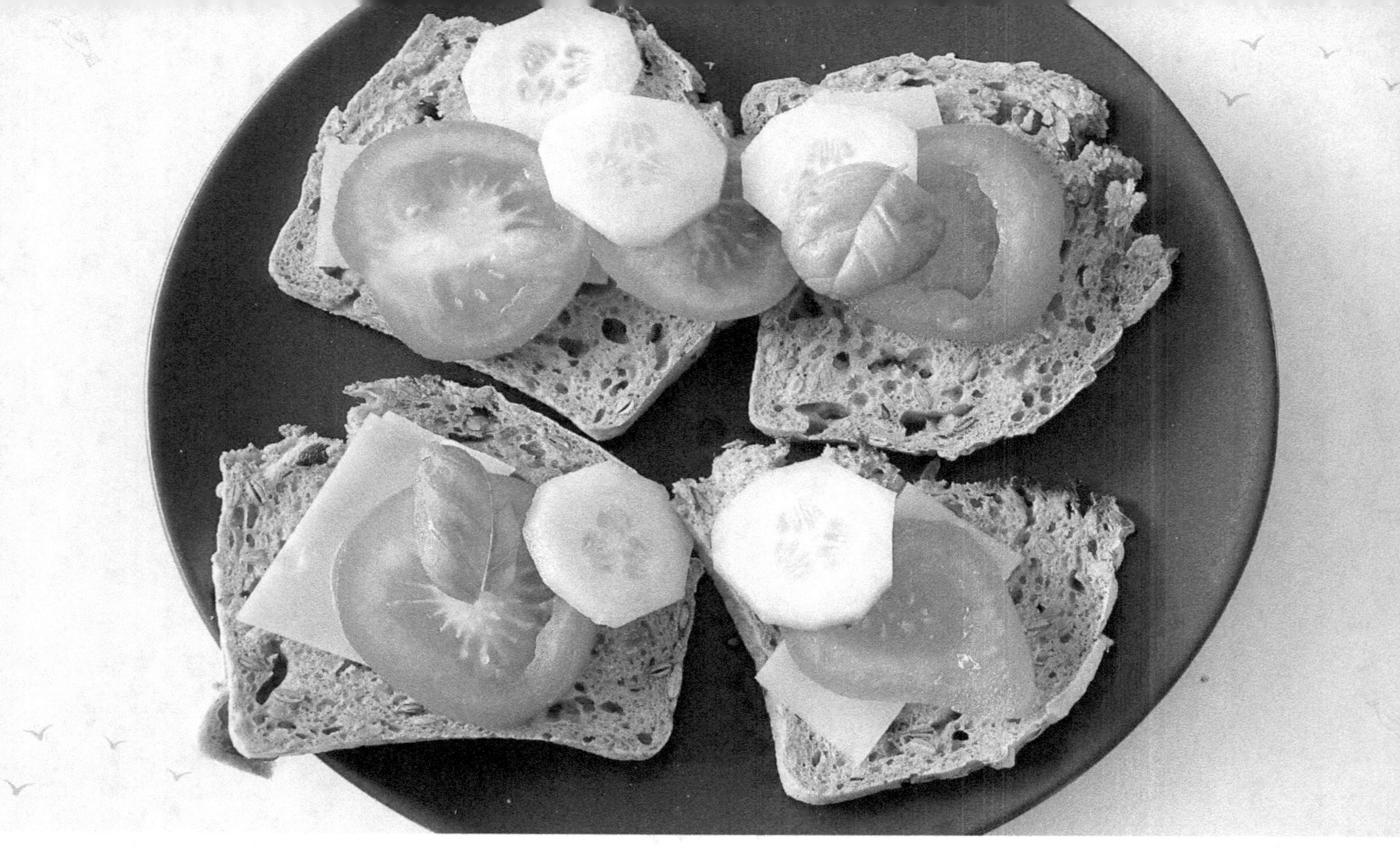

FRÜHSTÜCKSREZEPTE

Quinoa-Frühstücksbrei mit Beeren:

Zutaten:

- 1 Tasse Quinoa
- 2 Tassen Mandelmilch
- 2 Esslöffel Honig
- Gemischte Beeren nach Belieben

Zubereitung:

1. Quinoa nach Anleitung kochen.
2. Gekochten Quinoa mit Mandelmilch vermengen.
3. Honig hinzufügen und mit gemischten Beeren garnieren.

Zubereitungszeit: 15 Minuten.

Glutenfreie Haferflocken-Pfannkuchen:

Zutaten:

- 1 Tasse glutenfreie Haferflocken
- 2 reife Bananen
- 2 Eier
- 1 Teelöffel Zimt

Zubereitung:

1. Haferflocken, Bananen, Eier und Zimt in einem Mixer zu einem Teig mixen.
2. Pfannkuchen in einer Pfanne backen.

Zubereitungszeit: 20 Minuten.

Avocado-Rührei auf glutenfreiem Toast:

Zutaten:

- 1 reife Avocado
- 3 Eier
- Glutenfreies Brot nach Wahl

Zubereitung:

1. Avocado zerdrücken.
2. Rührei zubereiten und auf glutenfreiem Toast servieren.

Zubereitungszeit: 10 Minuten.

Chia-Samen-Pudding mit Kokosmilch:

Zutaten:

- 3 Esslöffel Chia-Samen
- 1 Tasse Kokosmilch
- 1 Teelöffel Vanilleextrakt
- Früchte nach Wahl

Zubereitung:

1. Chia-Samen mit Kokosmilch und Vanilleextrakt vermengen.
2. Über Nacht im Kühlschrank quellen lassen.
3. Mit frischen Früchten garnieren.

Zubereitungszeit: 8 Stunden (über Nacht).

Gefüllte Süßkartoffel mit griechischem Joghurt:

Zutaten:

- 2 Süßkartoffeln
- Griechischer Joghurt
- Honig
- Nüsse nach Geschmack

Zubereitung:

1. Süßkartoffeln backen und halbieren.
2. Mit griechischem Joghurt füllen, Honig darüber träufeln und mit Nüssen garnieren.

Zubereitungszeit: 40 Minuten.

Spinat- und Feta-Omelett:

Zutaten:

- Eier
- Frischer Spinat
- Feta-Käse
- Tomaten

Zubereitung:

1. Eier aufschlagen und verquirlen.
2. Spinat, Feta und Tomaten hinzufügen, in einer Pfanne zu einem Omelett braten.

Zubereitungszeit: 15 Minuten.

Glutenfreie Bananenbrot-Muffins:

Zutaten:

- 2 reife Bananen
- Mandelmehl
- Eier
- Backpulver
- Zubereitung:
- Bananen zerdrücken und mit Mandelmehl, Eiern und Backpulver vermengen.
- In Muffinförmchen füllen und backen.

Zubereitungszeit: 25 Minuten.

Joghurt-Parfait mit Beeren und Nüssen:

Zutaten:

- Naturjoghurt
- Beerenmix
- Honig
- Mandeln oder Walnüsse
- Zubereitung:
- Joghurt schichten mit Beeren und Nüssen.
- Mit Honig beträufeln.

Zubereitungszeit: 10 Minuten.

Kokos-Chia-Waffeln:

Zutaten:

- Glutenfreie Waffelmischung
- Kokosmilch
- Chia-Samen
- Zubereitung:
- Waffelteig nach Anleitung zubereiten, Kokosmilch und Chia-Samen hinzufügen.
- In einem Waffeleisen goldbraun backen.

Zubereitungszeit: 25 Minuten.

Röstgemüse-Frittata:

Zutaten:

- Eier

- Zucchini

- Paprika

- Cherrytomaten

Zubereitung:

1. Gemüse anbraten, Eier darüber gießen und in den Ofen stellen, bis die Frittata gestockt ist.

Zubereitungszeit: 30 Minuten.

Glutenfreie Pfirsich-Hafer-Smoothie-Bowl:

Zutaten:

- Haferflocken
- Mandelmilch
- Gefrorene Pfirsiche
- Mandelsplitter

Zubereitung:

1. Haferflocken mit Mandelmilch mixen, mit gefrorenen Pfirsichen toppen und mit Mandelsplittern garnieren.

Zubereitungszeit: 10 Minuten.

Lachs-Rösti mit Avocado-Dip:

Zutaten:

- Kartoffeln
- Lachsfilet

- Avocado
- Zitronensaft

Zubereitung:

1. Kartoffeln reiben, zu Rösti formen und braten.
2. Lachs grillen und auf den Rösti anrichten. Avocado mit Zitronensaft zu einem Dip verarbeiten.

Zubereitungszeit: 35 Minuten.

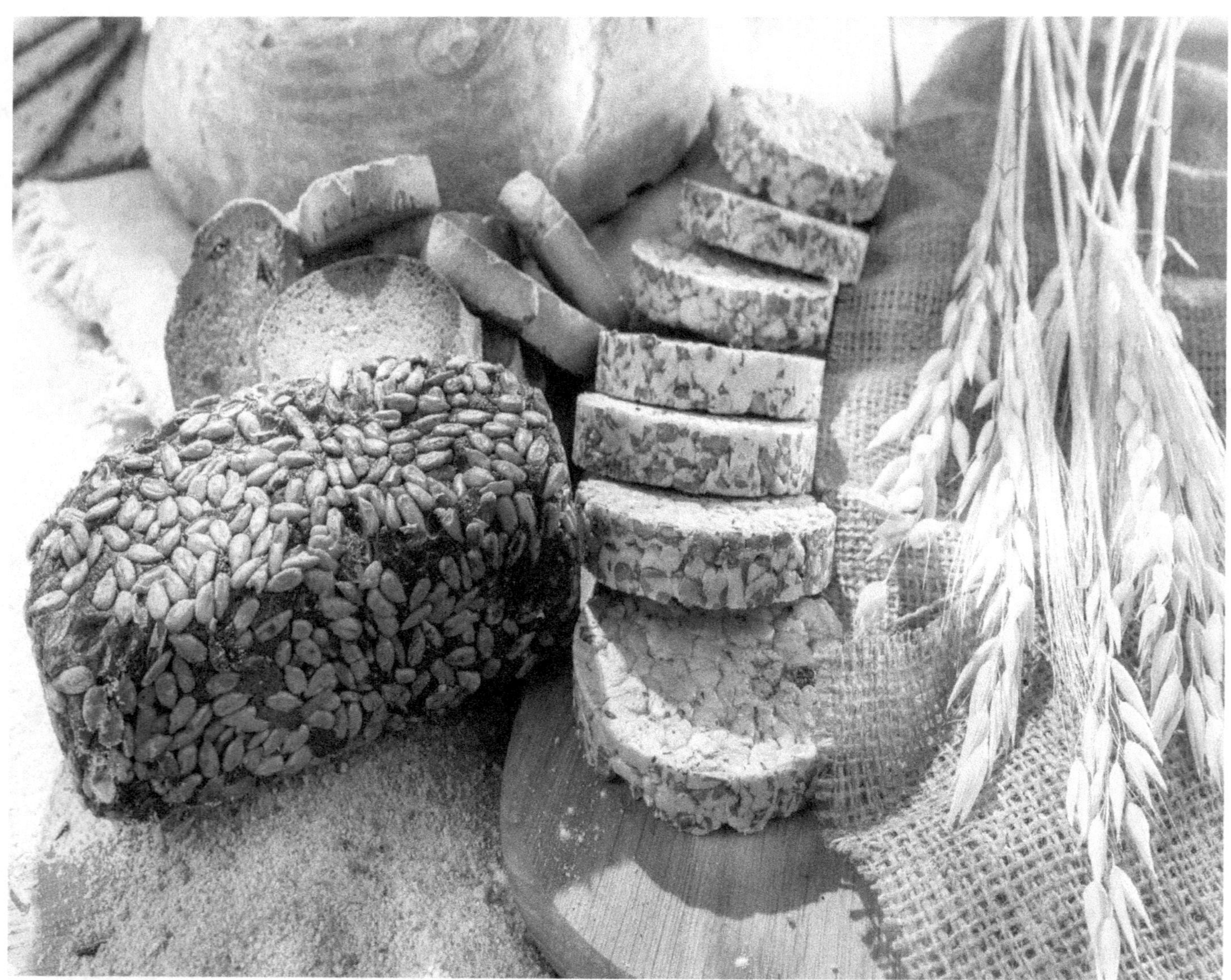

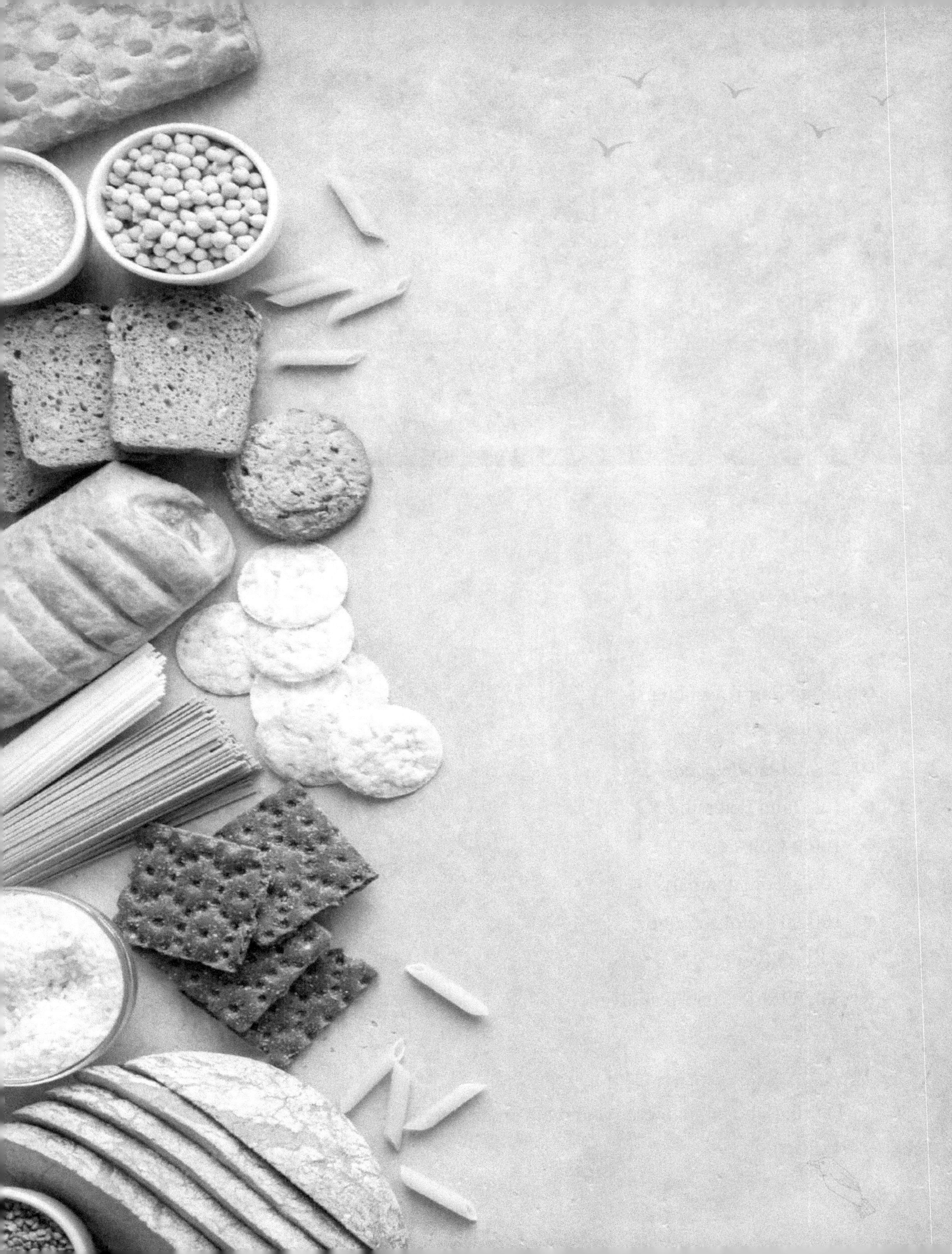

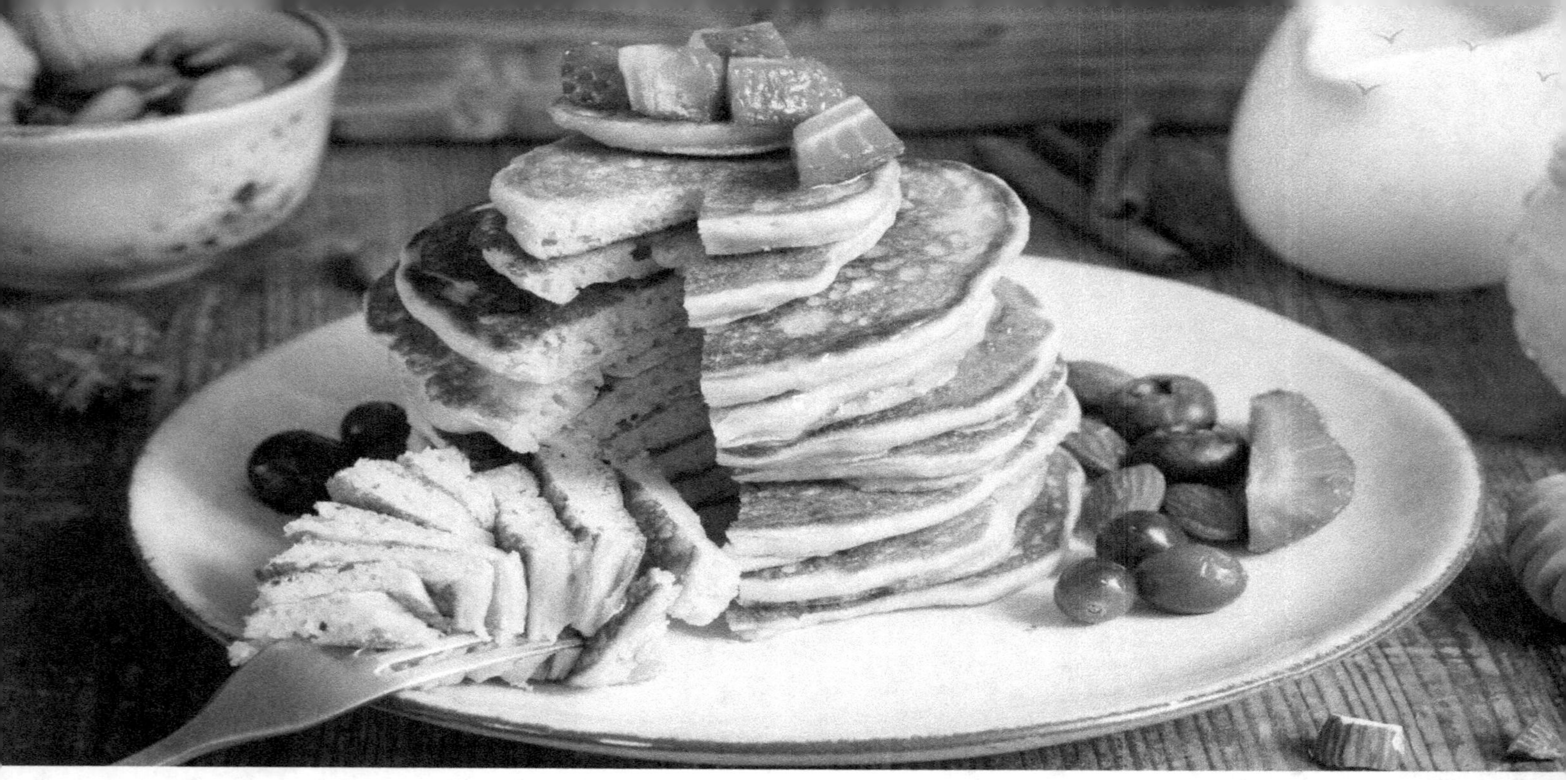

MITTAGESSEN

Gefüllte Paprikaschoten

- 2 rote Paprikaschoten
- 1 Zwiebel
- 2 Knoblauchzehen
- 1/2 Bund Petersilie
- 100 g Couscous
- 100 g Tomatenmark
- 100 ml Gemüsebrühe
- 1 EL Olivenöl
- Salz, Pfeffer, Paprikapulver

Zubereitung:

1. Paprikaschoten halbieren und die Kerne entfernen.

2. Zwiebel und Knoblauch schälen und fein hacken.

3. Petersilie waschen, trocken schütteln und fein hacken.

4. Couscous in eine Schüssel geben und mit Gemüsebrühe übergießen.

5. Zwiebel, Knoblauch, Petersilie, Tomatenmark, Olivenöl, Salz, Pfeffer und
    Paprikapulver unter den Couscous mischen.

6. Die Füllung in die Paprikaschoten geben und in eine Auflaufform legen.

7. Im vorgeheizten Backofen bei 180 Grad (Umluft 160 Grad) ca. 30 Minuten backen.

Vorbereitungszeit: 20 Minuten

Kochzeit: 30 Minuten

Quinoa-Salat mit Hähnchen

Zutaten:

- 250 g Quinoa
- 500 ml Gemüsebrühe
- 200 g Hähnchenbrustfilet
- 1 Gurke
- 1 Paprikaschote
- 1/2 Bund Petersilie
- 1 EL Olivenöl
- 1 EL Zitronensaft
- Salz, Pfeffer

Zubereitung:

1. Quinoa in eine Schüssel geben und mit Gemüsebrühe übergießen.

2. Bei mittlerer Hitze unter Rühren aufkochen, dann die Hitze reduzieren und zugedeckt
    ca. 15 Minuten köcheln lassen, bis die Flüssigkeit aufgesogen ist.

3. Hähnchenbrustfilet waschen, trocken tupfen und in Würfel schneiden.

4. Gurke und Paprikaschote waschen, putzen und in Würfel schneiden.

5. Petersilie waschen, trocken schütteln und fein hacken.

6. Quinoa abkühlen lassen und mit Hähnchenbrustwürfeln, Gurke, Paprikaschote, Petersilie, Olivenöl, Zitronensaft, Salz und Pfeffer vermischen.

Vorbereitungszeit: 15 Minuten

Kochzeit: 15 Minuten

Linsensuppe

Zutaten:

- 200 g rote Linsen
- 1 Zwiebel
- 2 Knoblauchzehen
- 1 Karotte
- 1 Stange Sellerie
- 1 Liter Gemüsebrühe
- 1 EL Olivenöl
- Salz, Pfeffer, Paprikapulver

Zubereitung:

1. Linsen in einem Sieb waschen und abtropfen lassen.

2. Zwiebel und Knoblauch schälen und fein hacken.

3. Karotte und Sellerie schälen und in Würfel schneiden.

4. Olivenöl in einem Topf erhitzen und Zwiebel, Knoblauch, Karotte und Sellerie darin glasig dünsten.

5. Linsen und Gemüsebrühe hinzufügen und aufkochen.

6. Bei mittlerer Hitze ca. 30 Minuten köcheln lassen, bis die Linsen gar sind.

7. Suppe mit Salz, Pfeffer und Paprikapulver abschmecken.

Vorbereitungszeit: 15 Minuten

Kochzeit: 30 Minuten

Tofu-Grillspiesse

Zutaten:

- 200 g Tofu
- 1 Paprikaschote
- 1 Zwiebel
- 1 EL Olivenöl
- 1 EL Sojasoße
- 1 EL Paprikapulver
- Salz, Pfeffer

Zubereitung:

1. Tofu in Würfel schneiden.
2. Paprikaschote waschen, putzen und in Würfel schneiden.
3. Zwiebel schälen und in Würfel schneiden.
4. Olivenöl in einer Schüssel erhitzen und Tofu, Paprika, Zwiebel, Sojasoße, Paprikapulver, Salz und Pfeffer darin vermischen.
5. Spieße aus den Tofu-Würfeln, Paprikawürfeln und Zwiebelwürfeln

Bunter Salat mit gebackenem Feta:

Zutaten:

- 1 Block Feta-Käse (200 g)

- 1 rote Zwiebel
- 1 Handvoll Kirschtomaten
- 1/2 Gurke
- 1/2 Tasse Oliven
- Rucola (nach Belieben)
- 1 EL Olivenöl
- 1 EL Balsamicoessig
- Salz, Pfeffer, Kräuter der Provence

Zubereitung:

1. Den Feta-Käse mit Olivenöl beträufeln und mit Kräutern der Provence bestreuen. Bei 200°C im Ofen ca. 20 Minuten backen.
2. In der Zwischenzeit die Zwiebel in dünne Scheiben schneiden, die Kirschtomaten halbieren und die Gurke in Würfel schneiden.
3. Rucola, Zwiebel, Tomaten, Gurke und Oliven in einer Schüssel vermischen.
4. Den gebackenen Feta auf dem Salat anrichten und mit Olivenöl, Balsamicoessig, Salz und Pfeffer abschmecken.

Vorbereitungszeit: 10 Minuten
Kochzeit: 20 Minuten

Süßkartoffel-Puffer mit Avocado-Creme:

Zutaten:

- 2 Süßkartoffeln
- 1 Ei
- 1 EL Mandelmehl
- 1/2 Avocado

- 1 Limette
- Salz, Pfeffer, Chiliflocken

Zubereitung:

1. Die Süßkartoffeln schälen und raspeln.
2. Die geraspelten Süßkartoffeln in ein Küchentuch geben und gut ausdrücken, um überschüssige Flüssigkeit zu entfernen.
3. Die Süßkartoffelraspeln mit Ei und Mandelmehl vermischen und mit Salz, Pfeffer und Chiliflocken würzen.
4. In einer Pfanne mit etwas Öl kleine Puffer aus der Masse braten.
5. Für die Avocado-Creme die Avocado schälen und mit einer Gabel zerdrücken.
6. Limettensaft, Salz und Pfeffer unter die Avocado-Creme rühren.
7. Die Süßkartoffel-Puffer mit der Avocado-Creme servieren.

Vorbereitungszeit: 15 Minuten
Kochzeit: 10 Minuten

Gefüllte Tomaten mit Hirse und Gemüse:

Zutaten:

- 4 Tomaten
- 100 g Hirse
- 1 Zwiebel
- 1 Knoblauchzehe
- 1/2 Zucchini
- 1/2 Paprika
- 1 EL Olivenöl
- Salz, Pfeffer, Oregano

1. Die Tomaten waschen, den Deckel abschneiden und das Fruchtfleisch aushöhlen.

2. Die Hirse nach Packungsanleitung kochen.

3. Zwiebel und Knoblauch schälen und fein hacken.

4. Zucchini und Paprika waschen, putzen und in Würfel schneiden.

5. Olivenöl in einer Pfanne erhitzen und Zwiebel, Knoblauch, Zucchini und Paprika darin glasig dünsten.

6. Die gekochte Hirse, Salz, Pfeffer und Oregano unter das Gemüse rühren.

7. Die Tomaten mit der Füllung füllen und bei 180°C im Ofen ca. 20 Minuten backen.

Vorbereitungszeit: 15 Minuten
Kochzeit: 30 Minuten

Thunfischsalat mit Salatwraps:

Zutaten:

- 1 Dose Thunfisch im eigenen Saft
- 1/2 rote Zwiebel
- 1/2 Gurke
- 1 Bund Dill
- 1 EL Mayonnaise
- 1 EL Zitronensaft
- Salz, Pfeffer
- 2 Salatblätter

Zubereitung:

1. Den Thunfisch abtropfen lassen und mit einer Gabel zerkleinern.

2. Zwiebel und Gurke in feine Würfel schneiden.

3. Dill waschen, trocken schütteln und fein hacken.

4. Thunfisch, Zwiebel, Gurke, Dill, Mayonnaise, Zitronensaft, Salz und Pfeffer in einer Schüssel vermischen.

5. Die Salatblätter waschen und mit dem Thunfischsalat füllen.

6. Den Thunfischsalat nach Belieben mit Sprossen oder geraspelter Karotte garnieren.

Vorbereitungszeit: 10 Minuten

Zucchini-Nudeln mit Pesto und Garnelen:

Zutaten:

- 2 Zucchini
- 150 g Garnelen
- 1/2 Tasse Pesto
- 1 EL Olivenöl
- Salz, Pfeffer

Zubereitung:

1. Die Zucchini mit einem Spiralschneider in dünne Nudeln schneiden.

2. Die Garnelen schälen und den Darm entfernen.

3. Olivenöl in einer Pfanne erhitzen und die Garnelen darin ca. 5 Minuten braten.

4. Die Zucchini-Nudeln zu den Garnelen geben und kurz mit anbraten.

5. Pesto unterheben und mit Salz und Pfeffer abschmecken.

Vorbereitungszeit: 10 Minuten
Kochzeit: 10 Minuten

Lachs mit Zitronen-Dill-Sauce und Quinoa:

Zutaten:

- 1 Lachsfilet (200 g)
- 1 Zitrone
- 1 Bund Dill
- 100 g Quinoa
- 1 EL Olivenöl
- Salz, Pfeffer

Zubereitung:

1. Den Lachs waschen, trocken tupfen und mit Salz und Pfeffer würzen.
2. Die Zitrone in Scheiben schneiden.
3. Den Dill waschen, trocken schütteln und fein hacken.
4. Olivenöl in einer Pfanne erhitzen und den Lachs darin ca. 10 Minuten braten.
5. Währenddessen die Quinoa nach Packungsanleitung kochen.
6. Den Lachs mit den Zitronenscheiben und dem Dill servieren.
7. Quinoa daneben anrichten und mit Zitronensaft beträufeln.

Vorbereitungszeit: 10 Minuten
Kochzeit: 20 Minuten

Gefüllte Champignons mit Spinat und Feta:

Zutaten:

- 8 große Champignons
- 100 g Spinat
- 50 g Feta-Käse

- 1 Zwiebel

- 1 Knoblauchzehe

- 1 EL Olivenöl

- Salz, Pfeffer, Muskatnuss

Zubereitung:

1. Die Champignons waschen und die Stiele vorsichtig herausdrehen.
2. Den Spinat waschen, putzen und klein hacken.
3. Zwiebel und Knoblauch schälen und fein hacken.
4. Olivenöl in einer Pfanne erhitzen und Zwiebel und Knoblauch darin glasig dünsten.
5. Den Spinat hinzufügen und zusammenfallen lassen.
6. Feta-Käse zerbröseln und mit dem Spinat vermischen.
7. Die Champignons mit der Spinat-Feta-Mischung füllen.
8. Bei 180°C im Ofen ca. 20 Minuten backen.

Vorbereitungszeit: 15 Minuten

Kochzeit: 20 Minuten

Kokos-Curry mit Hühnchen und Gemüse:

Zutaten:

- 1 Hähnchenbrustfilet

- 1 Paprika

- 1 Zwiebel

- 1 Dose Kokosmilch (400 ml)

- 1 EL Currypulver

- 1 EL Sojasoße

- 1 EL Honig

- **1 EL Erdnussbutter**
- **Salz, Pfeffer**

1. Das Hähnchenbrustfilet in Würfel schneiden.

2. Paprika und Zwiebel waschen, putzen und klein schneiden.

3. Kokosmilch, Currypulver, Sojasoße, Honig und Erdnussbutter in einem Topf verrühren.

4. Hähnchenbrustfilet, Paprika und Zwiebel in die Sauce geben und bei mittlerer Hitze ca.
   15 Minuten köcheln lassen.

5. Mit Salz und Pfeffer abschmecken.

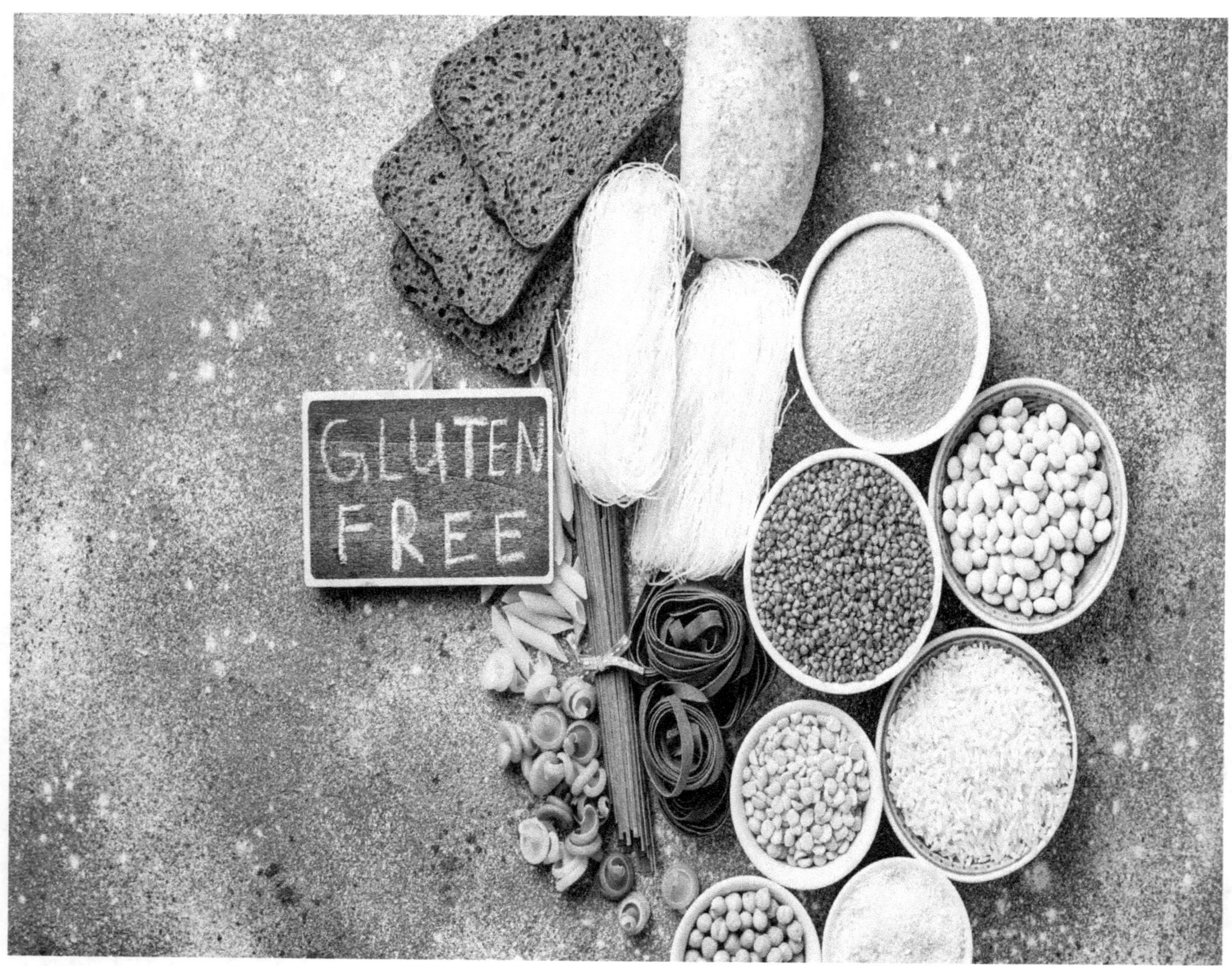

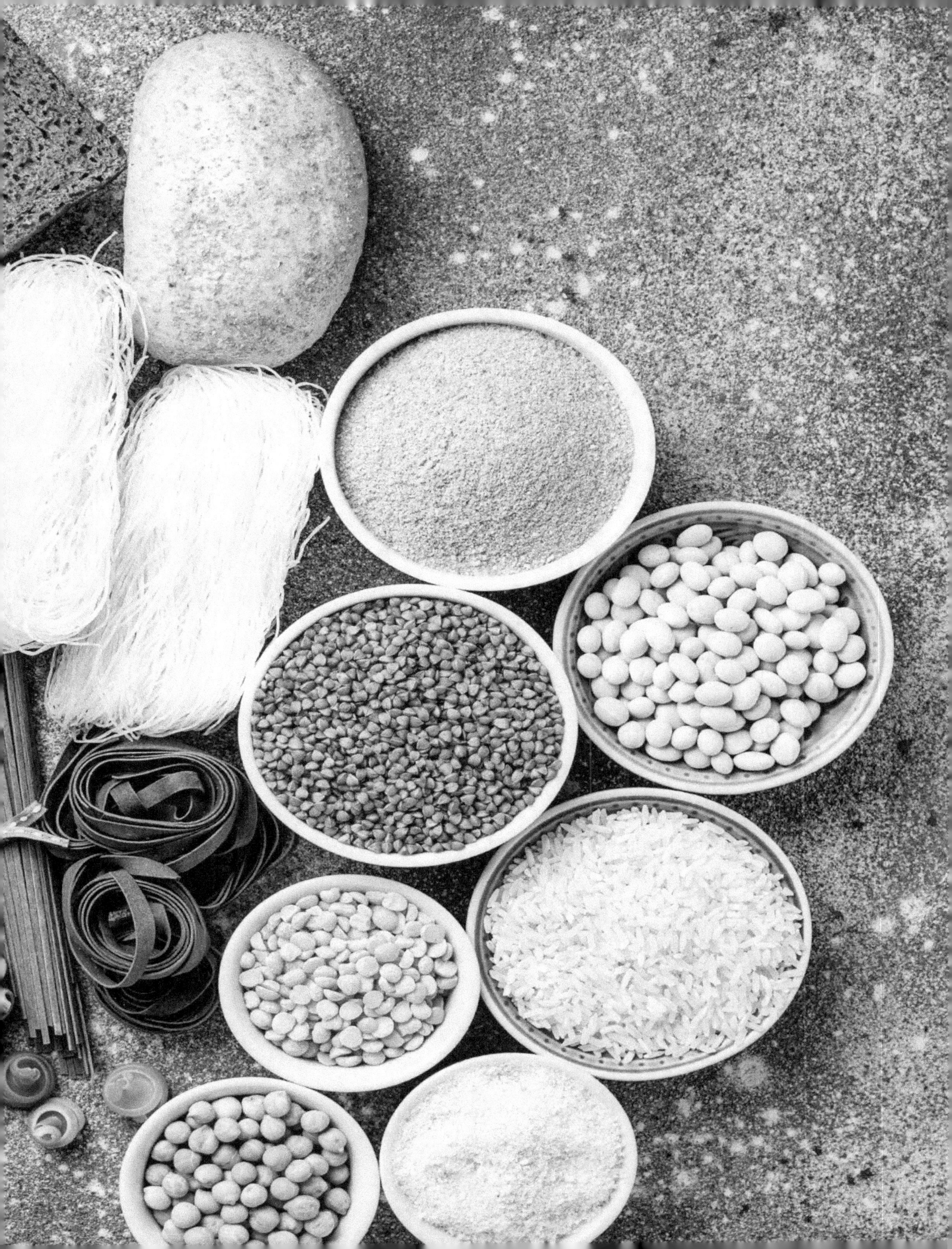

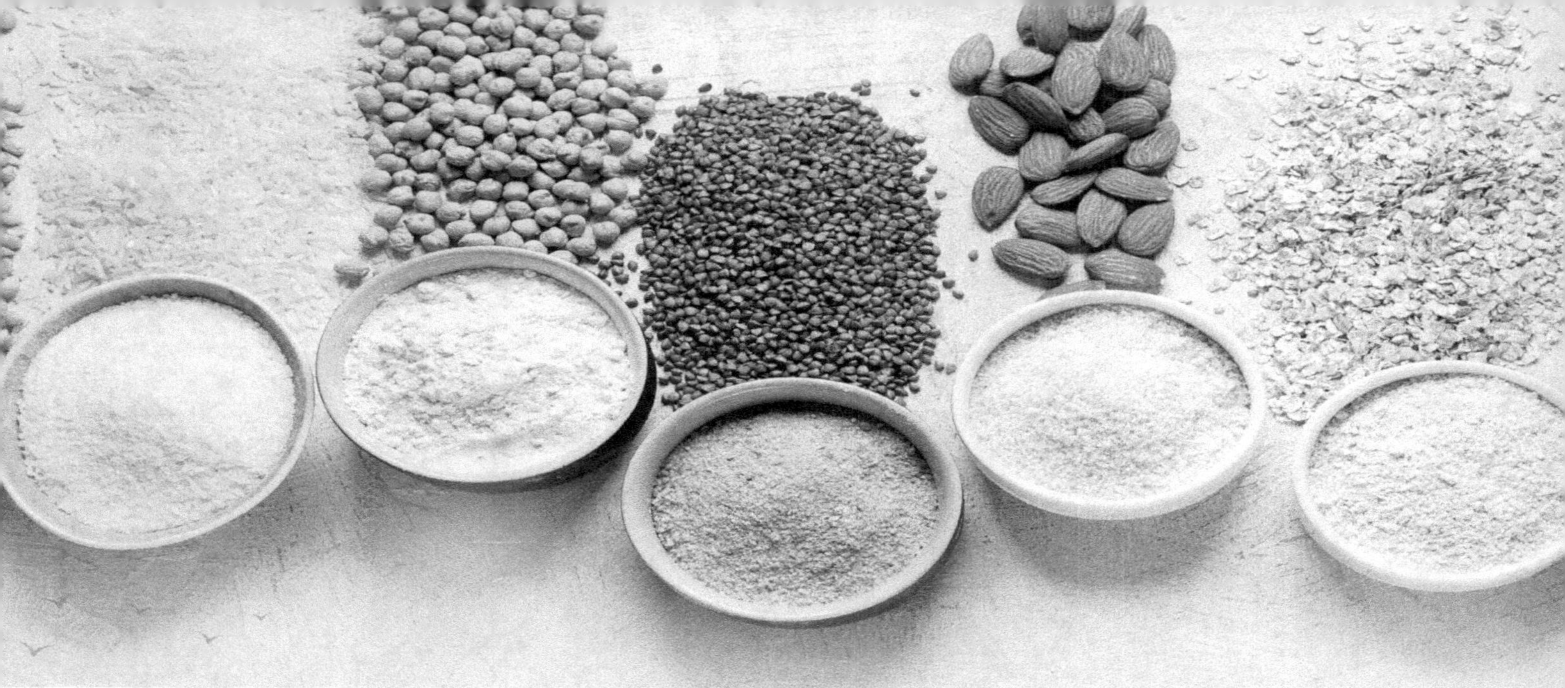

ABENDESSEN

Gefülltes Hähnchenbrustfilet mit Gemüse und Kartoffelpüree:

Zutaten:

- 2 Hähnchenbrustfilets (à 200 g)
- 1 Paprika
- 1 Zwiebel
- 1 Karotte
- 1 EL Olivenöl
- Salz, Pfeffer, Paprikapulver
- 500 g Kartoffeln
- 100 ml Milch
- 50 g Butter
- Muskatnuss

Zubereitung:

1. Die Hähnchenbrustfilets waschen und trocken tupfen.

2. Paprika, Zwiebel und Karotte waschen, putzen und in Würfel schneiden.

3. Olivenöl in einer Pfanne erhitzen und das Gemüse darin glasig dünsten.

4. Das Gemüse mit Salz, Pfeffer und Paprikapulver abschmecken.

5. Die Hähnchenbrustfilets mit dem Gemüse füllen.

6. Die Hähnchenbrustfilets in eine Auflaufform geben und im vorgeheizten Backofen bei 180 °C (Umluft 160 °C) ca. 30 Minuten backen.

7. Währenddessen die Kartoffeln schälen und in Salzwasser kochen.

8. Die Kartoffeln abgießen und noch heiß mit Milch, Butter und Muskatnuss zu Püree stampfen.

9. Die Hähnchenbrustfilets mit dem Kartoffelpüree servieren.

Vorbereitungszeit: 20 Minuten
Kochzeit: 50 Minuten

Tofu-Grillspiesse mit Gemüse:

Zutaten:

- 200 g Tofu
- 1 Paprika
- 1 Zwiebel
- 1 EL Olivenöl
- 1 EL Sojasoße
- 1 EL Paprikapulver
- Salz, Pfeffer

Zubereitung:

1. Den Tofu in Würfel schneiden.

2. Paprika und Zwiebel waschen, putzen und in Würfel schneiden.

3. Olivenöl in einer Schüssel erhitzen und Tofu, Paprika, Zwiebel, Sojasoße, Paprikapulver, Salz und Pfeffer darin vermischen.

4. Spieße aus den Tofu-Würfeln, Paprikawürfeln und Zwiebelwürfeln stecken.

5. Die Grillspiesse auf dem Grill oder in einer Grillpfanne grillen, bis sie gar sind.

Vorbereitungszeit: 15 Minuten

Kochzeit: 20 Minuten

Linsen-Curry mit Reis:

Zutaten:

- 200 g rote Linsen
- 1 Zwiebel
- 2 Knoblauchzehen
- 1 Karotte
- 1 Stange Sellerie
- 1 Liter Gemüsebrühe
- 1 EL Olivenöl
- Salz, Pfeffer, Currypulver
- 100 g Reis

Zubereitung:

1. Linsen in einem Sieb waschen und abtropfen lassen.

2. Zwiebel und Knoblauch schälen und fein hacken.

3. Karotte und Sellerie schälen und in Würfel schneiden.

4. Olivenöl in einem Topf erhitzen und Zwiebel, Knoblauch, Karotte und Sellerie darin glasig dünsten.

5. Linsen und Gemüsebrühe hinzufügen und aufkochen.

6. Bei mittlerer Hitze ca. 30 Minuten köcheln lassen, bis die Linsen gar sind.

7. Mit Salz, Pfeffer und Currypulver abschmecken.

8. Reis nach Packungsanleitung kochen.

9. Linsen-Curry mit Reis servieren.

10. Vorbereitungszeit: 15 Minuten

Kochzeit: 45 Minuten

Gemüse-Lasagne:

Zutaten:

- 1 Packung glutenfreie Lasagneblätter
- 1 Zwiebel
- 2 Knoblauchzehen
- 1 Paprika
- 1 Zucchini
- 1 Aubergine
- 500 g Tomatensoße
- 200 g Mozzarella
- Salz, Pfeffer, Oregano

Zubereitung:

1. Zwiebel und Knoblauch schälen und fein hacken.

2. Paprika, Zucchini und Aubergine waschen, putzen und in dünne Scheiben schneiden.

3. Tomatensoße in eine Auflaufform geben

Glutenfreie Pizza mit Gemüse und veganem Käse:

Zutaten:

- 1 Packung glutenfreier Pizzaboden
- 200 g veganer Käse
- 1 Dose geschälte Tomaten
- 1 Zwiebel
- 1 Knoblauchzehe
- 1 Paprika
- 1 Zucchini
- 1 EL Olivenöl
- Salz, Pfeffer, Oregano

Zubereitung:

1. Zwiebel und Knoblauch schälen und fein hacken.
2. Paprika und Zucchini waschen, putzen und in dünne Scheiben schneiden.
3. Geschälte Tomaten mit den Händen zerkleinern und mit Salz, Pfeffer und Oregano abschmecken.
4. Den Pizzaboden auf einem Backblech ausrollen.
5. Tomatensauce auf dem Pizzaboden verteilen.
6. Zwiebel, Knoblauch, Paprika und Zucchini auf der Pizza verteilen.
7. Veganen Käse über die Pizza streuen.
8. Die Pizza im vorgeheizten Backofen bei 200 °C (Umluft 180 °C) ca. 20 Minuten backen, bis der Käse geschmolzen und die Ränder knusprig sind.

Vorbereitungszeit: 15 Minuten
Backzeit: 20 Minuten

Quinoa-Bratlinge mit Avocado-Dip:

Zutaten:

- 200 g Quinoa
- 1 Zwiebel
- 1 Knoblauchzehe
- 1 Karotte
- 1 Zucchini
- 1 Ei
- 1 EL Mandelmehl
- Salz, Pfeffer, Paprikapulver
- 1 Avocado
- 1 Limette
- Salz, Pfeffer, Chiliflocken

Zubereitung:

1. Quinoa nach Packungsanleitung kochen.
2. Zwiebel und Knoblauch schälen und fein hacken.
3. Karotte und Zucchini waschen, putzen und in Würfel schneiden.
4. Zwiebel, Knoblauch, Karotte und Zucchini in einer Pfanne mit etwas Öl glasig dünsten.
5. Quinoa, Ei, Mandelmehl, Salz, Pfeffer und Paprikapulver in einer Schüssel vermischen.
6. Aus der Masse kleine Bratlinge formen und in der Pfanne mit etwas Öl goldbraun braten.
7. Für den Avocado-Dip die Avocado schälen und mit einer Gabel zerdrücken.
8. Limettensaft, Salz, Pfeffer und Chiliflocken unter die Avocado-Creme rühren.
9. Quinoa-Bratlinge mit Avocado-Dip servieren.

Vorbereitungszeit: 20 Minuten
Kochzeit: 20 Minuten

Hähnchen-Pfanne mit Mango und Cashewkernen:

Zutaten:

- 2 Hähnchenbrustfilets (à 200 g)
- 1 Mango
- 1 rote Zwiebel
- 100 g Cashewkerne
- 1 EL Olivenöl
- 1 EL Sojasoße
- 1 EL Honig
- Salz, Pfeffer, Currypulver

Zubereitung:

1. Die Hähnchenbrustfilets waschen und trocken tupfen.
2. Mango schälen und in Würfel schneiden.
3. Zwiebel schälen und in Streifen schneiden.
4. Cashewkerne in einer Pfanne ohne Fett goldbraun rösten.
5. Olivenöl in einer Pfanne erhitzen und die Hähnchenbrustfilets darin ca. 10 Minuten braten.
6. Mango und Zwiebel hinzufügen und weitere 5 Minuten braten.
7. Sojasoße, Honig, Salz, Pfeffer und Currypulver unterheben und mit den Cashewkernen garnieren.

Vorbereitungszeit: 15 Minuten
Kochzeit: 15 Minuten

Gefüllte Auberginen mit Quinoa und Linsen:

Zutaten:

- 2 Auberginen
- 100 g Quinoa
- 150 g rote Linsen
- 1 Zwiebel
- 2 Knoblauchzehen
- 1 Dose geschälte Tomaten
- 1 EL Tomatenmark
- 1 EL Olivenöl
- Salz, Pfeffer, Oregano

Zubereitung:

1. Auberginen waschen und in zwei Hälften schneiden.
2. Das Fruchtfleisch mit einem Löffel aushöhlen und in Würfel schneiden.
3. Quinoa nach Packungsanleitung kochen.
4. Linsen in einem Sieb waschen und abtropfen lassen.
5. Zwiebel und Knoblauch schälen und fein hacken.
6. Olivenöl in einem Topf erhitzen und Zwiebel, Knoblauch und Auberginenwürfel darin glasig dünsten.
7. Linsen und Tomatenmark hinzufügen und kurz anbraten.
8. Geschälte Tomaten mit den Händen zerklein

Glutenfreie Pasta mit Lachs und Spinat in Zitronensauce:

Zutaten:

- 250 g glutenfreie Pasta

- 2 Lachsfilets (à 200 g)
- 1 Zwiebel
- 1 Knoblauchzehe
- 200 g Spinat
- 1 Zitrone
- 100 ml Gemüsebrühe
- 1 EL Olivenöl
- Salz, Pfeffer, Dill

Zubereitung:

1. Glutenfreie Pasta nach Packungsanleitung kochen.
2. Lachsfilets waschen und trocken tupfen.
3. Zwiebel und Knoblauch schälen und fein hacken.
4. Spinat waschen und putzen.
5. Olivenöl in einer Pfanne erhitzen und Zwiebel und Knoblauch darin glasig dünsten.
6. Spinat hinzufügen und kurz zusammenfallen lassen.
7. Lachsfilets in die Pfanne geben und ca. 10 Minuten braten.
8. Gemüsebrühe und Zitronensaft in die Pfanne gießen und aufkochen.
9. Die Sauce mit Salz und Pfeffer abschmecken.
10. Die gekochte Pasta mit dem Lachs und der Spinat-Zitronen-Sauce vermischen und mit Dill garnieren.

Vorbereitungszeit: 15 Minuten
Kochzeit: 20 Minuten

Zucchini-Puffer mit Kräuter-Dip:

Zutaten:

- 2 Zucchini
- 1 Ei
- 1 EL Mandelmehl
- 1 Bund frische Kräuter (z. B. Petersilie, Dill, Basilikum)
- 1 EL Olivenöl
- Salz, Pfeffer

Zubereitung:

1. Zucchini waschen und raspeln.
2. Die geraspelten Zucchini in ein Küchentuch geben und gut ausdrücken, um überschüssige Flüssigkeit zu entfernen.
3. Die Zucchiniraspeln mit Ei, Mandelmehl, Salz und Pfeffer in einer Schüssel vermischen.
4. Kräuter waschen, trocken schütteln und fein hacken.
5. Olivenöl in einer Pfanne erhitzen und kleine Puffer aus der Masse braten.
6. Für den Kräuter-Dip die Kräuter mit etwas Olivenöl verrühren und mit Salz und Pfeffer abschmecken.
7. Die Zucchini-Puffer mit dem Kräuter-Dip servieren.

Vorbereitungszeit: 15 Minuten
Kochzeit: 10 Minuten

Glutenfreier Pfannkuchen mit Blaubeeren und Ahornsirup:

Zutaten:

- 100 g glutenfreies Mehl
- 200 ml Milch
- 2 Eier

- 1 EL Zucker
- 1 EL Öl
- 1 Prise Salz
- 200 g Blaubeeren
- Ahornsirup

Zubereitung:

1. Glutenfreies Mehl, Milch, Eier, Zucker, Öl und Salz in einer Schüssel verrühren.
2. Der Teig sollte eine cremige Konsistenz haben.
3. Den Teig in einer heißen Pfanne mit etwas Öl verteilen und von beiden Seiten goldbraun braten.
4. Blaubeeren auf dem Pfannkuchen verteilen und mit Ahornsirup beträufeln.

Vorbereitungszeit: 10 Minuten
Kochzeit: 10 Minuten

Gebratener Reis mit Tofu und Gemüse:

Zutaten:

- 250 g Reis
- 200 g Tofu
- 1 Zwiebel
- 1 Knoblauchzehe
- 1 Paprika
- 1 Zucchini
- 1 Ei
- 1 EL Sojasoße
- 1 EL Sesamöl

- Salz, Pfeffer

Reis nach Packungsanleitung kochen.

1. Tofu in Würfel schneiden.
2. Zwiebel und Knoblauch schälen und fein hacken.
3. Paprika und Zucchini waschen, putzen und in Würfel schneiden.
4. Sesamöl in einer Pfanne erhitzen und Zwiebel, Knoblauch, Paprika und Zucchini darin glasig dünsten.
5. Tofu und Reis hinzufügen und kurz anbraten.
6. Ei verquirlen und unter den Reis rühren.
7. Sojasoße und Salz und Pfeffer unterheben.

Vorbereitungszeit: 15 Minuten
Kochzeit: 20 Minuten

Cremige Kürbissuppe mit Kokosmilch:

Zutaten:

- 500 g Hokkaidokürbis
- 1 Zwiebel
- 1 Knoblauchzehe
- 1 Dose Kokosmilch (400 ml)
- 1 Liter Gemüsebrühe
- 1 EL Olivenöl
- Salz, Pfeffer, Muskatnuss
- Kürbiskernöl (zum Servieren)

1. Den Hokkaidokürbis waschen, halbieren und die Kerne entfernen.
2. Das Fruchtfleisch in Würfel schneiden.
3. Zwiebel und Knoblauch schälen und fein hacken.
4. Olivenöl in einem Topf erhitzen und Zwiebel und Knoblauch darin glasig dünsten.
5. Den Kurbis hinzufügen und kurz mitdünsten.
6. Gemüsebrühe angießen und zum Kochen bringen.
7. Die Suppe bei mittlerer Hitze ca. 20 Minuten köcheln lassen, bis der Kürbis weich ist.
8. Die Suppe mit einem Pürierstab fein pürieren.
9. Kokosmilch unterrühren und mit Salz, Pfeffer und Muskatnuss abschmecken.
10. Die Kürbissuppe mit einem Klecks Kürbiskernöl servieren.

Vorbereitungszeit: 15 Minuten
Kochzeit: 30 Minuten

Lachs-Spieße mit Zitronen-Dill-Dip:

Zutaten:

- 4 Lachsfilets (à 200 g)
- 1 Zitrone
- 1 Bund Dill
- 100 g Frischkäse
- 1 EL Olivenöl
- Salz, Pfeffer

Zubereitung:

1. Die Lachsfilets waschen und trocken tupfen.
2. Die Zitrone in Scheiben schneiden.

3. Den Dill waschen, trocken schütteln und fein hacken.

4. Frischkäse mit Olivenöl, Zitronensaft und Dill verrühren.

5. Den Lachs in Würfel schneiden und auf Spieße stecken.

6. Die Lachs-Spieße in einer Grillpfanne oder auf dem Grill garen.

7. Die Lachs-Spieße mit dem Zitronen-Dill-Dip servieren.

Vorbereitungszeit: 15 Minuten

Kochzeit: 15 Minuten

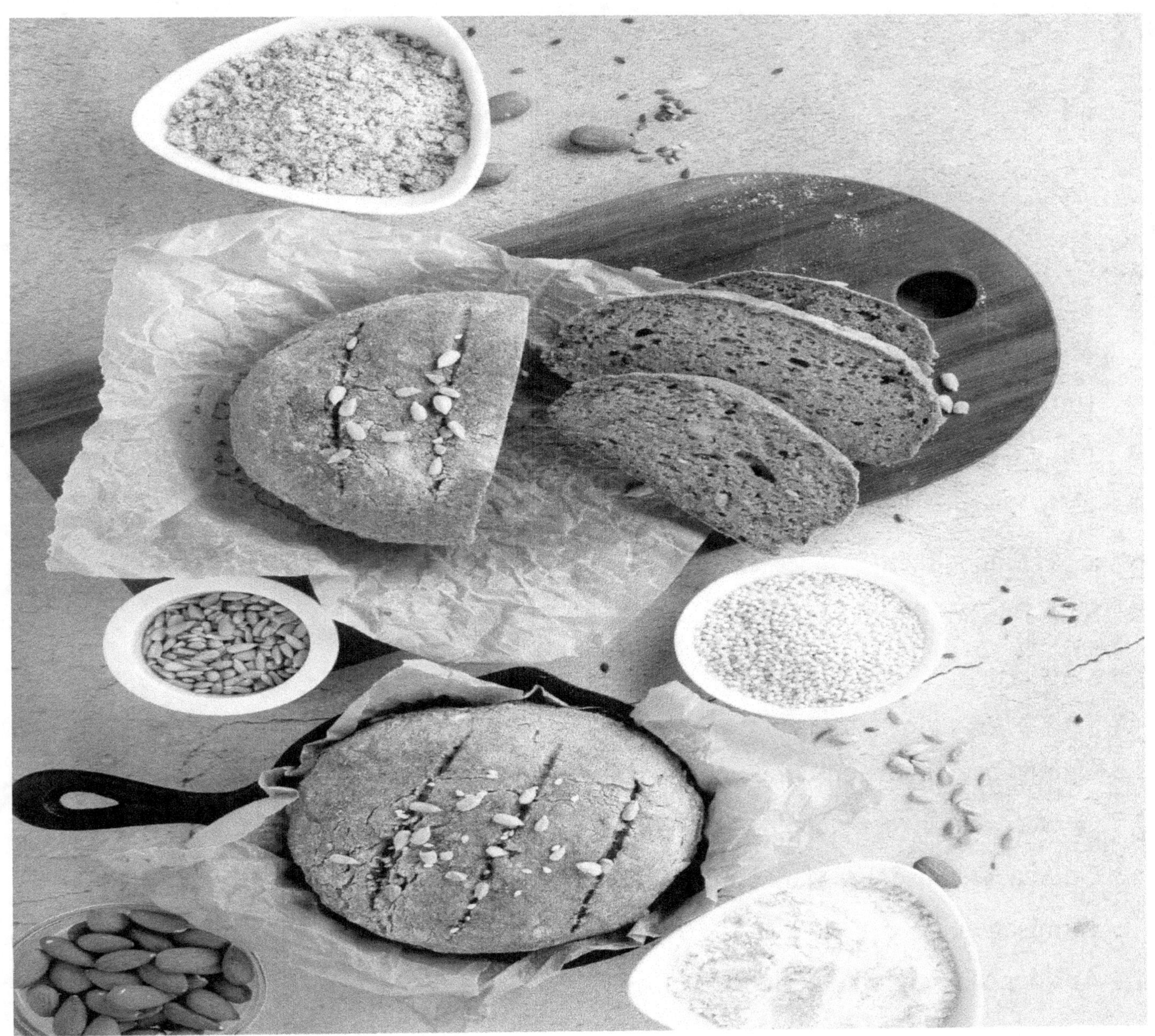

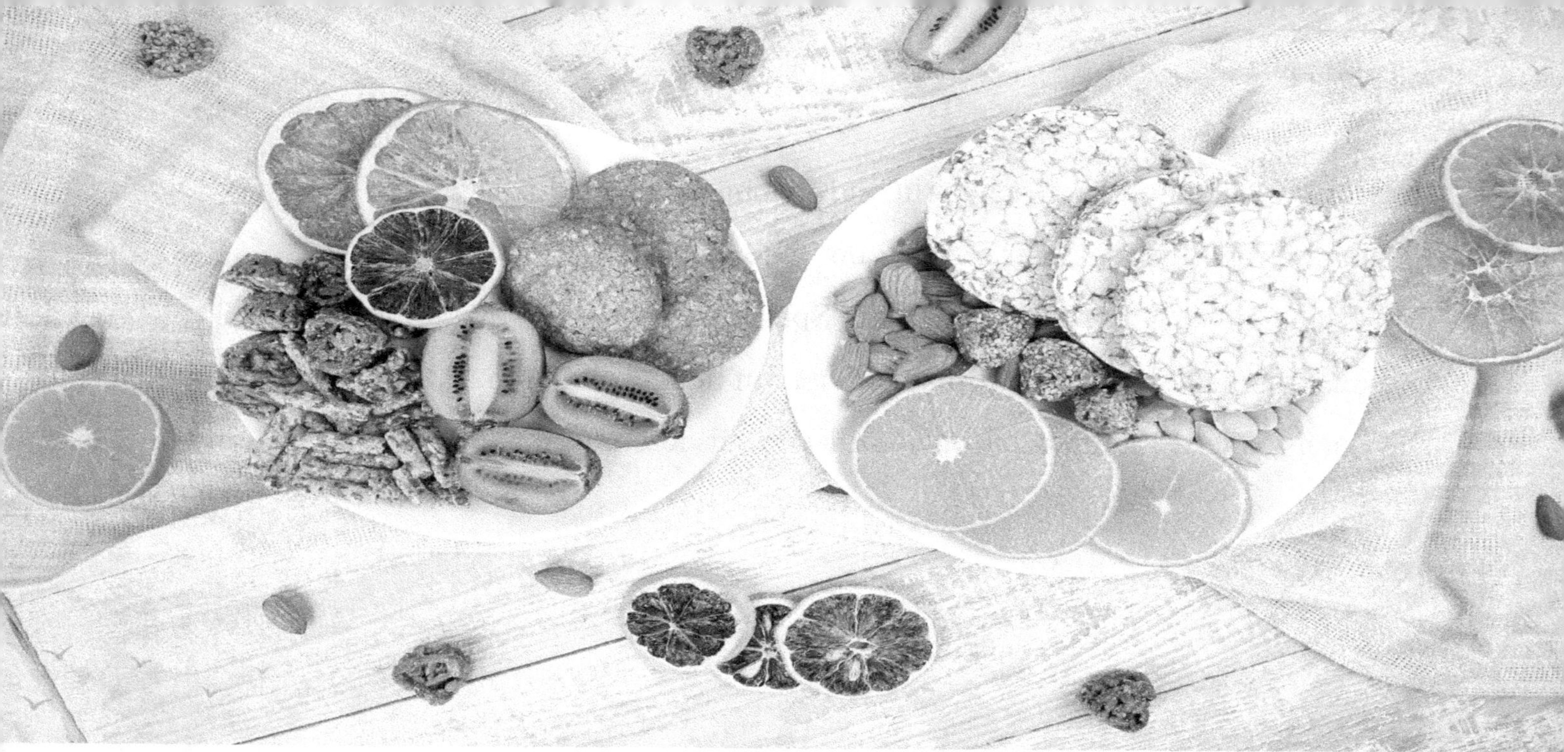

SNACKS

Quinoa-Bällchen mit Gemüse:

Zutaten:

- 100 g Quinoa
- 100 g Gemüse (z. B. Paprika, Zucchini, Karotten)
- 1 Ei
- 1 EL Mandelmehl
- Salz, Pfeffer, Paprikapulver

Zubereitung:

1. Quinoa nach Packungsanleitung kochen.
2. Gemüse waschen, putzen und in Würfel schneiden.
3. Quinoa, Gemüse, Ei, Mandelmehl, Salz, Pfeffer und Paprikapulver in einer Schüssel vermischen.
4. Aus der Masse kleine Bällchen formen.

5. Die Bällchen in einer Pfanne mit etwas Öl goldbraun braten.

Vorbereitungszeit: 15 Minuten

Kochzeit: 20 Minuten

Gefüllte Champignons:

Zutaten:

- 8 große Champignons
- 100 g Spinat
- 50 g Feta-Käse
- 1 Zwiebel
- 1 Knoblauchzehe
- 1 EL Olivenöl
- Salz, Pfeffer, Muskatnuss

Zubereitung:

1. Champignons waschen und die Stiele vorsichtig herausdrehen.
2. Spinat waschen, putzen und klein hacken.
3. Feta-Käse zerbröseln.
4. Zwiebel und Knoblauch schälen und fein hacken.
5. Olivenöl in einer Pfanne erhitzen und Zwiebel und Knoblauch darin glasig dünsten.
6. Spinat hinzufügen und zusammenfallen lassen.
7. Feta-Käse unterheben.
8. Die Champignons mit dem Spinat-Feta-Gemisch füllen.
9. Die Champignons im vorgeheizten Backofen bei 180 °C (Umluft 160 °C) ca. 20 Minuten backen.

Vorbereitungszeit: 15 Minuten

Kochzeit: 20 Minuten

Kürbis-Chips:

Zutaten:

- 1 Hokkaidokürbis
- 1 EL Olivenöl
- Salz, Pfeffer

Zubereitung:

1. Hokkaidokürbis waschen und halbieren.
2. Die Kerne entfernen und das Fruchtfleisch in dünne Scheiben schneiden.
3. Olivenöl auf einem Backblech verteilen und die Kürbisscheiben darauf verteilen.
4. Salz und Pfeffer darüber streuen.
5. Die Kürbisscheiben im vorgeheizten Backofen bei 180 °C (Umluft 160 °C) ca. 20 Minuten backen, bis sie knusprig sind.

Vorbereitungszeit: 15 Minuten

Backzeit: 20 Minuten

Gemüsesticks mit Hummus:

Zutaten:

- 1 Karotte
- 1 Paprika
- 1 Gurke
- 100 g Hummus

1. Karotte, Paprika und Gurke waschen und in Stifte schneiden.

2. Hummus in eine Schüssel geben.

3. Gemüsesticks mit Hummus servieren.

Vorbereitungszeit: 15 Minuten

Frischkäse-Dip mit Obst:

Zutaten:

- 100 g Frischkäse
- 1 EL Honig
- 1 EL Zitronensaft
- Obst (z. B. Erdbeeren, Himbeeren, Blaubeeren)

Zubereitung:

1. Frischkäse, Honig und Zitronensaft in einer Schüssel verrühren.

2. Obst waschen und in Stücke schneiden.

3. Frischkäse-Dip mit Obst servieren.

Vorbereitungszeit: 10 Minuten

Kichererbsen-Brei:

Zutaten:

- 1 Dose Kichererbsen (400 g)
- 1 Zwiebel
- 1 Knoblauchzehe
- 1 EL Olivenöl

- 1 EL Zitronensaft
- Salz, Pfeffer, Paprikapulver

Zubereitung:

1. Kichererbsen abgießen und abtropfen lassen.
2. Zwiebel und Knoblauch schälen und fein hacken.
3. Olivenöl in einer Pfanne erhitzen und Zwiebel und Knob

Nussmischung mit Trockenfrüchten:

Zutaten:

- 100 g Mandeln
- 50 g Walnüsse
- 50 g Cashewkerne
- 50 g getrocknete Aprikosen
- 50 g getrocknete Cranberries

Zubereitung:

1. Nüsse in einer Pfanne ohne Fett goldbraun rösten.
2. Trockenfrüchte klein schneiden.
3. Nüsse und Trockenfrüchte in einer Schüssel vermischen.

Vorbereitungszeit: 10 Minuten

Guacamole mit Reiswaffeln:

Zutaten:

- 1 Avocado
- 1 Limette

- 1 Tomate
- 1/2 Zwiebel
- Salz, Pfeffer, Chiliflocken
- Reiswaffeln

Zubereitung:

1. Avocado schälen und entkernen.
2. Limettensaft über die Avocado träufeln.
3. Tomate und Zwiebel waschen und klein schneiden.
4. Avocado, Tomate, Zwiebel, Salz, Pfeffer und Chiliflocken in einer Schüssel zerdrücken.
5. Guacamole mit Reiswaffeln servieren.

Vorbereitungszeit: 15 Minuten

Süßkartoffel-Pommes mit Kräuterdip:

Zutaten:

- 1 Süßkartoffel
- 1 EL Olivenöl
- Salz, Pfeffer
- 1 EL Frischkäse
- 1 EL gehackte Kräuter (z. B. Petersilie, Dill, Basilikum)

Zubereitung:

1. Süßkartoffel schälen und in Stifte schneiden.
2. Olivenöl auf einem Backblech verteilen und die Süßkartoffelstifte darauf verteilen.
3. Salz und Pfeffer darüber streuen.

4. Die Süßkartoffelstifte im vorgeheizten Backofen bei 200 °C (Umluft 180 °C) ca. 20 Minuten backen, bis sie knusprig sind.

5. Frischkäse mit Kräutern verrühren.

6. Süßkartoffel-Pommes mit Kräuterdip servieren.

Vorbereitungszeit: 15 Minuten

Backzeit: 20 Minuten

Joghurt-Beeren-Parfait:

Zutaten:

- 200 g Naturjoghurt

- 100 g Beeren (z. B. Erdbeeren, Himbeeren, Blaubeeren)

- 50 g glutenfreie Granola

Zubereitung:

1. Joghurt in ein Glas geben.

2. Beeren darüber verteilen.

3. Mit Granola bestreuen.

Vorbereitungszeit: 5 Minuten

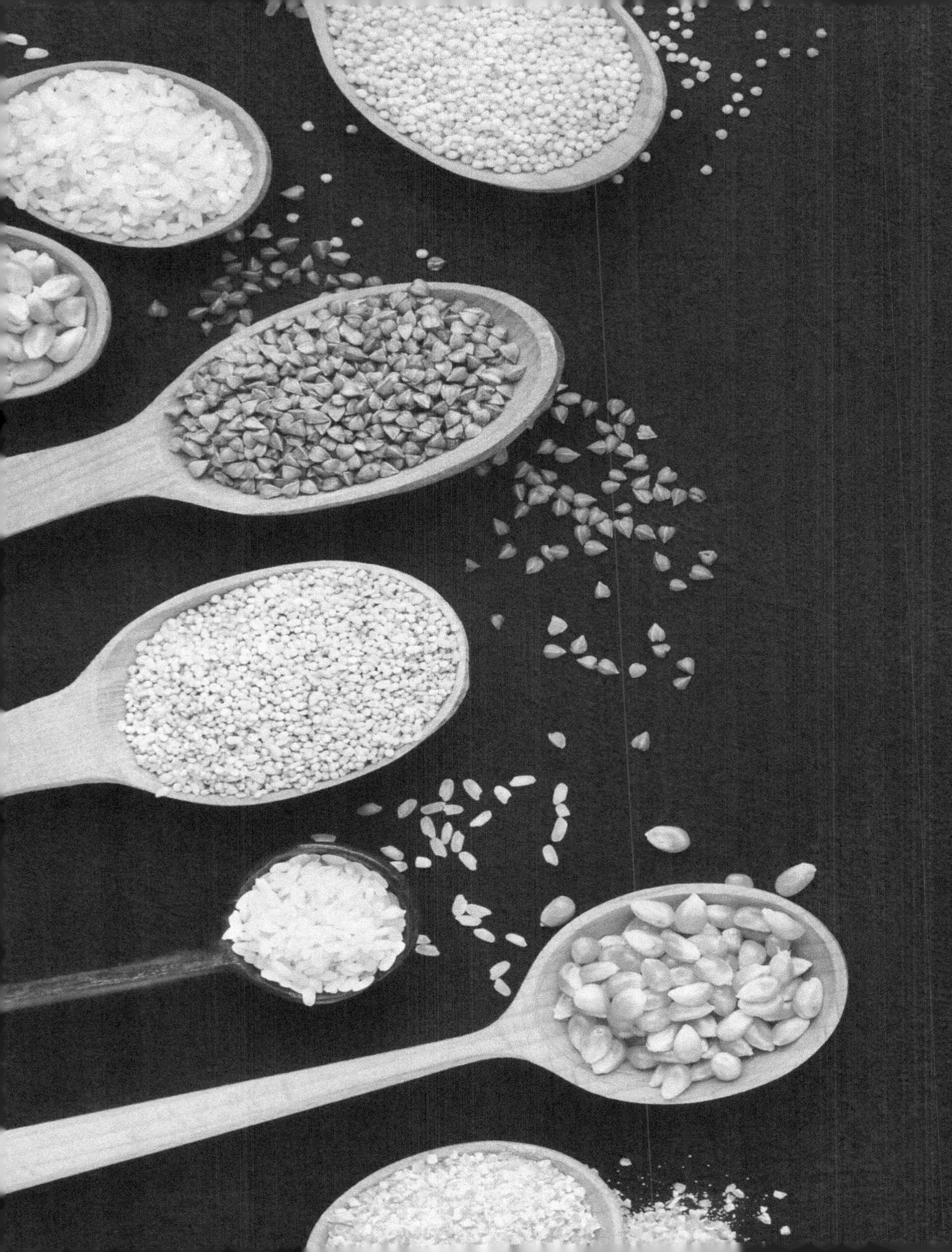

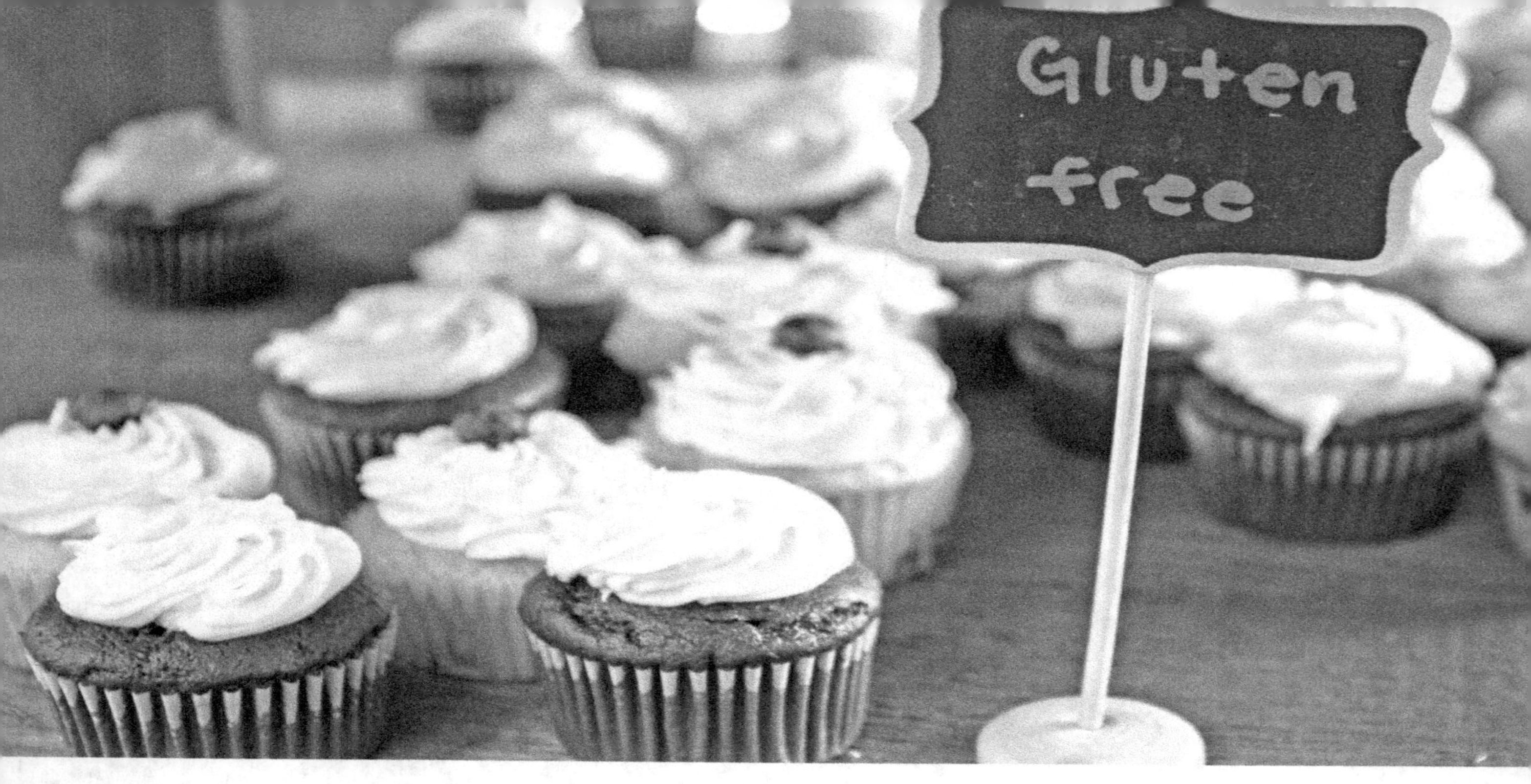

DESSERT

Glutenfreie Brownies:

Zutaten:

- 150 g glutenfreies Mehl
- 100 g Zucker
- 50 g Kakaopulver
- 100 g Butter
- 2 Eier
- 1 TL Vanilleextrakt

Zubereitung:

1. Backofen auf 180 °C (Umluft 160 °C) vorheizen. Eine Kastenform (ca. 20 cm x 10 cm) einfetten und mit Backpapier auslegen.
2. Mehl, Zucker, Kakaopulver und Butter in einer Schüssel vermischen.

3. Eier und Vanilleextrakt unterrühren.

4. Den Teig in die vorbereitete Form geben und glatt streichen.

5. Die Brownies im vorgeheizten Backofen ca. 25 Minuten backen.

6. Die Brownies in der Form vollständig abkühlen lassen, bevor sie aus der Form gelöst werden.

Vorbereitungszeit: 15 Minuten

Backzeit: 25 Minuten

Glutenfreies Tiramisu:

Zutaten:

- 200 g glutenfreie Löffelbiskuits
- 500 g Mascarpone
- 200 ml Sahne
- 100 g Zucker
- 2 EL Kakaopulver
- 2 TL Espresso

Zubereitung:

1. Den Espresso zubereiten und abkühlen lassen.

2. Mascarpone, Sahne, Zucker und Espresso in einer Schüssel verrühren.

3. Eine Auflaufform mit Backpapier auslegen.

4. Die Löffelbiskuits in den Espresso eintauchen und in die Auflaufform legen.

5. Die Hälfte der Mascarponecreme darüber verteilen.

6. Die Schichten mit Löffelbiskuits und Mascarponecreme wiederholen.

7. Das Tiramisu mit Kakaopulver bestreuen und im Kühlschrank mindestens 4 Stunden kalt stellen.

Vorbereitungszeit: 30 Minuten

Kühlzeit: 4 Stunden

Glutenfreies Panna Cotta:

Zutaten:

- 500 ml Sahne
- 200 g Zucker
- 1 Vanilleschote
- 6 Blatt Gelatine

Zubereitung:

1. Die Sahne, den Zucker und die ausgekratzte Vanilleschote in einem Topf zum Kochen bringen.
2. Den Topf vom Herd nehmen und die Gelatineblätter darin auflösen.
3. Die Panna Cotta in Förmchen füllen und im Kühlschrank mindestens 4 Stunden kalt stellen.

Vorbereitungszeit: 20 Minuten

Kühlzeit: 4 Stunden

Glutenfreies Cheesecake:

Zutaten:

- 200 g glutenfreies Keksgebäck
- 100 g Butter
- 500 g Frischkäse
- 200 g Zucker

- 2 Eier
- 1 TL Vanilleextrakt

Zubereitung:

1. Den Backofen auf 180 °C (Umluft 160 °C) vorheizen. Eine Springform (Ø 26 cm) einfetten und mit Backpapier auslegen.
2. Die Kekse in einem Mixer fein zerkleinern.
3. Die Butter schmelzen und mit den Kekskrümeln vermischen.
4. Den Teig in die vorbereitete Form geben und festdrücken.
5. Für den Belag den Frischkäse, den Zucker, die Eier und das Vanilleextrakt in einer Schüssel cremig rühren.
6. Die Masse auf den Keksboden geben und glatt streichen.
7. Den Cheesecake im vorgeheizten Backofen ca. 45 Minuten backen.
8. Den Cheesecake in der Form vollständig abkühlen lassen, bevor er aus der Form gelöst wird.

Vorbereitungszeit: 30 Minuten
Backzeit: 45 Minuten

Glutenfreies Mousse au Chocolat:

Zutaten:

- 200 g Zartbitterschokolade
- 200 ml Sahne
- 2 Eier

Zubereitung:

1. Die Schokolade in Stücke brechen und in einer Schüssel über einem heißen Wasserbad schmelzen lassen.

2. Die Sahne steif schlagen.

3. Die Eier trennen und die Eigelbe mit der geschmolzen

Glutenfreie Apfel-Zimt-Crumble:

Zutaten:

- 500 g Äpfel
- 100 g Zucker
- 1 TL Zimt
- 150 g glutenfreies Mehl
- 100 g kalte Butter
- 50 g Zucker
- 1 Prise Salz

Zubereitung:

1. Den Backofen auf 180 °C (Umluft 160 °C) vorheizen. Eine Auflaufform einfetten.

2. Die Äpfel schälen, entkernen und in Spalten schneiden.

3. Die Apfelspalten mit Zucker und Zimt vermischen.

4. Für die Streusel das Mehl, die kalte Butter, den Zucker und das Salz in einer Schüssel mit den Fingern zu Streuseln verarbeiten.

5. Die Apfelspalten in die vorbereitete Auflaufform geben und mit den Streuseln bedecken.

6. Den Apfel-Crumble im vorgeheizten Backofen ca. 30 Minuten backen, bis die Streusel goldbraun sind.

Vorbereitungszeit: 20 Minuten

Backzeit: 30 Minuten

Glutenfreie Chia-Pudding:

Zutaten:

- 100 g Chiasamen
- 500 ml Mandelmilch
- 50 g Honig
- 1 TL Vanilleextrakt
- Beeren (z. B. Erdbeeren, Himbeeren, Blaubeeren)

Zubereitung:

1. Die Chiasamen, die Mandelmilch, den Honig und den Vanilleextrakt in einem Glas verrühren.
2. Das Glas gut verschließen und im Kühlschrank über Nacht ziehen lassen.
3. Den Chia-Pudding am nächsten Morgen mit Beeren servieren.

Vorbereitungszeit: 5 Minuten
Kühlzeit: 8 Stunden

Glutenfreies Schokoladenmousse mit Avocado:

Zutaten:

- 1 Avocado
- 100 g Zartbitterschokolade
- 50 ml Mandelmilch
- 1 EL Honig
- 1 TL Kakaopulver

1. Die Avocado schälen und entkernen. Das Fruchtfleisch mit einer Gabel zerdrücken.
2. Die Schokolade in Stücke brechen und in einem Topf über einem heißen Wasserbad schmelzen lassen.
3. Die Mandelmilch, den Honig, den Kakao und die geschmolzene Schokolade zur Avocado geben und mit einem Pürierstab fein pürieren.
4. Das Schokoladenmousse in Gläser füllen und im Kühlschrank mindestens 2 Stunden kalt stellen.

Vorbereitungszeit: 15 Minuten
Kühlzeit: 2 Stunden

Glutenfreie Bananen-Pancakes:

Zutaten:

- 2 reife Bananen
- 2 Eier
- 50 g glutenfreies Mehl
- 1 Prise Salz
- Kokosöl zum Braten

Zubereitung:

1. Die Bananen schälen und mit einer Gabel zerdrücken.
2. Die Eier, das Mehl und das Salz mit den zerdrückten Bananen zu einem Teig verrühren.
3. Kokosöl in einer Pfanne erhitzen.
4. Esslöffelweise Teig in die Pfanne geben und goldbraun braten.
5. Die Pancakes mit frischem Obst und Ahornsirup servieren.

Vorbereitungszeit: 10 Minuten

Kochzeit: 10 Minuten

Glutenfreie Cookies mit Schokoladenstückchen:

Zutaten:

- 100 g glutenfreies Mehl
- 50 g Zucker
- 50 g brauner Zucker
- 100 g Butter
- 1 Ei
- 1 TL Vanilleextrakt
- 100 g Schokoladenstückchen

Zubereitung:

1. Den Backofen auf 180 °C (Umluft 160 °C) vorheizen. Backbleche mit Backpapier auslegen.
2. Mehl, Zucker, braunen Zucker und Butter in einer Schüssel cremig rühren.
3. Ei und Vanilleextrakt unterrühren.
4. Schokoladenstückchen unterheben.
5. Den Teig mit einem Löffel auf die Backbleche geben und etwas flach drücken.
6. Die Cookies im vorgeheizten Backofen ca. 10 Minuten backen, bis sie goldbraun sind.

Vorbereitungszeit: 15 Minuten

Backzeit: 10 Minuten

Glutenfreie Karottenkuchen-Riegel:

Zutaten:

- 150 g glutenfreies Mehl
- 100 g gemahlene Mandeln
- 100 g Zucker
- 1 TL Backpulver
- 1 TL Zimt
- 1/2 TL Salz
- 200 g geraspelte Karotten
- 100 ml Rapsöl
- 2 Eier
- 100 g gehackte Walnüsse

Zubereitung:

1. Den Backofen auf 180 °C (Umluft 160 °C) vorheizen. Eine Backform (ca. 20 cm x 30 cm) einfetten und mit Backpapier auslegen.
2. Mehl, gemahlene Mandeln, Zucker, Backpulver, Zimt und Salz in einer Schüssel vermischen.
3. Karotten, Rapsöl, Eier und Walnüsse unterrühren.
4. Den Teig in die vorbereitete Form geben und glatt streichen.
5. Die Karottenkuchen-Riegel im vorgeheizten Backofen ca. 30 Minuten backen, bis sie goldbraun sind.
6. Die Riegel in der Form vollständig abkühlen lassen, bevor sie in Stücke geschnitten werden.

Vorbereitungszeit: 20 Minuten
Backzeit: 30 Minuten

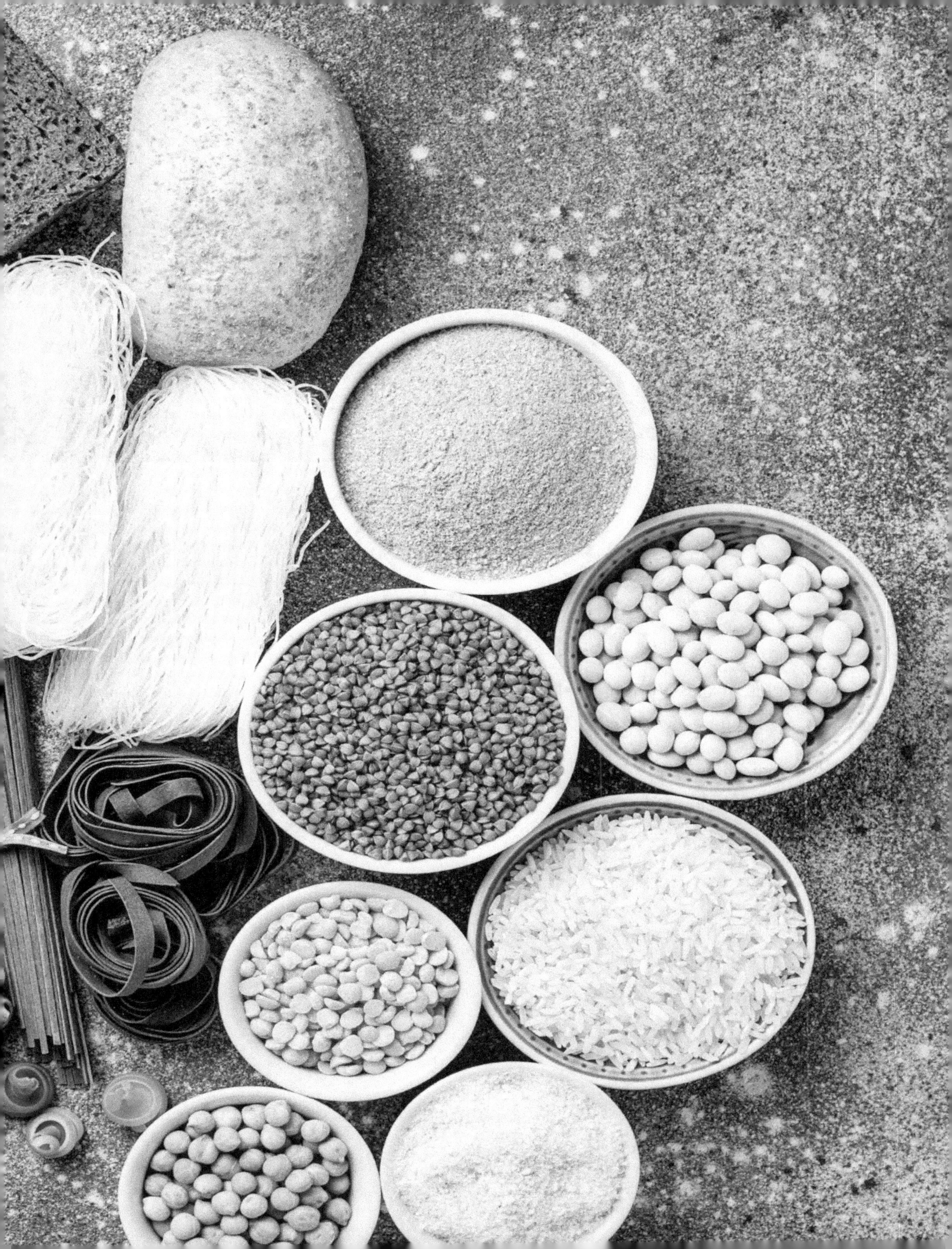

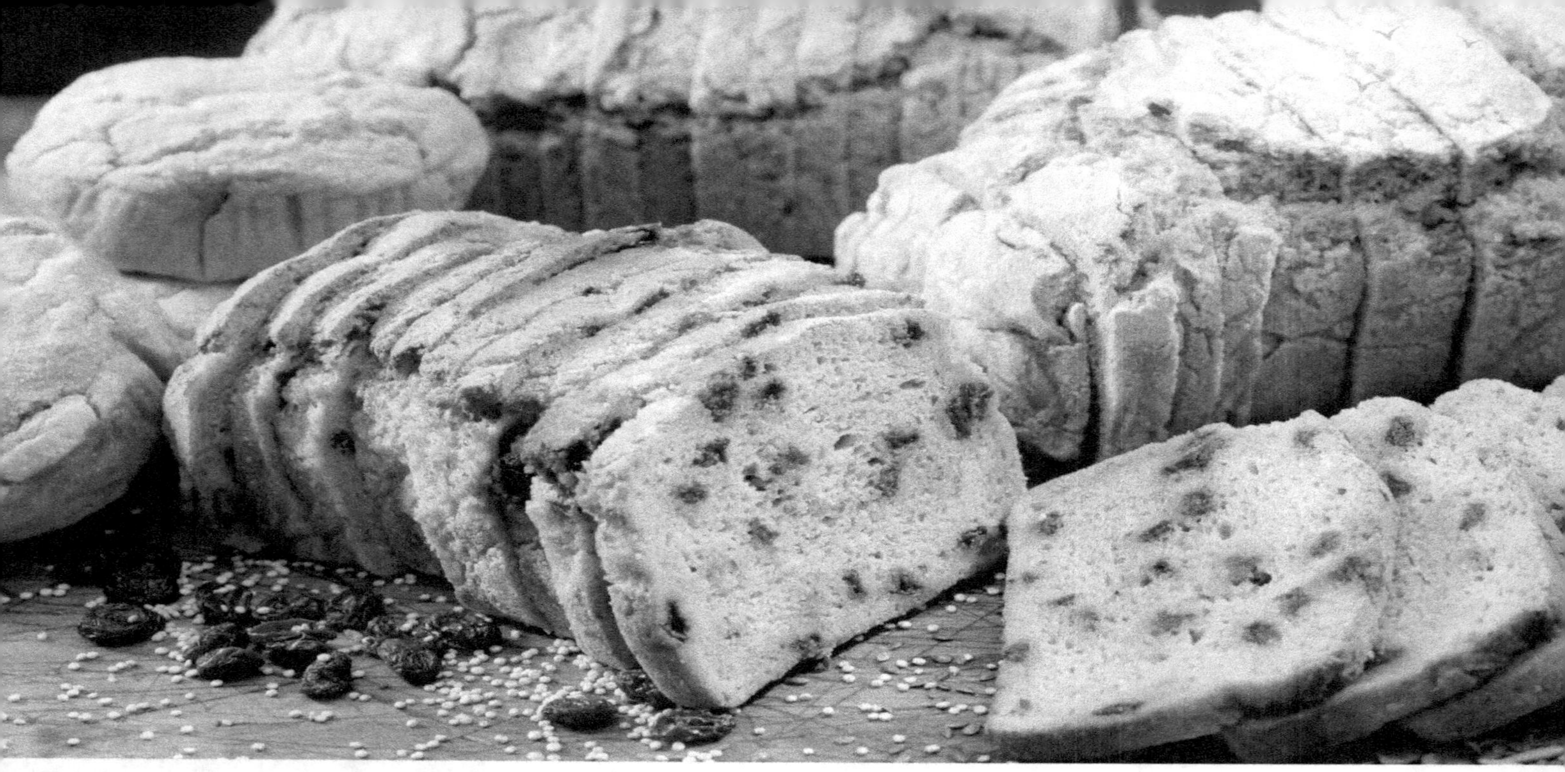

BROTE

Vollkornbrot mit Kürbiskernen:

Zutaten:

- 500 g glutenfreies Vollkornmehl
- 100 g Haferflocken
- 100 g Kürbiskerne
- 100 g Sonnenblumenkerne
- 100 g Leinsamen
- 1 Päckchen Trockenhefe
- 1 TL Salz
- 1 EL Zucker
- 600 ml warmes Wasser

Zubereitung:

1. Die Hefe in einer Schüssel mit dem warmen Wasser und dem Zucker verrühren.

2. Das Mehl, die Haferflocken, die Kürbiskerne, die Sonnenblumenkerne und den Leinsamen in einer separaten Schüssel vermischen.

3. Die Hefe-Mischung zu den trockenen Zutaten geben und alles zu einem Teig verkneten.

4. Den Teig in eine gefettete Schüssel geben und abgedeckt an einem warmen Ort ca. 1 Stunde gehen lassen, bis er sich verdoppelt hat.

5. Den Teig auf einer bemehlten Arbeitsfläche nochmals kurz durchkneten und in eine gefettete Kastenform geben.

6. Das Brot im vorgeheizten Backofen bei 180 °C (Umluft 160 °C) ca. 60 Minuten backen.

Vorbereitungszeit: 30 Minuten

Backzeit: 60 Minuten

Weißbrot mit Chiasamen:

Zutaten:

- 500 g glutenfreies Weißmehl
- 100 g Chiasamen
- 1 Päckchen Trockenhefe
- 1 TL Salz
- 1 EL Zucker
- 600 ml warmes Wasser

Zubereitung:

Die Hefe in einer Schüssel mit dem warmen Wasser und dem Zucker verrühren.

1. Das Mehl, die Chiasamen und das Salz in einer separaten Schüssel vermischen.

2. Die Hefe-Mischung zu den trockenen Zutaten geben und alles zu einem Teig verkneten.

3. Den Teig in eine gefettete Schüssel geben und abgedeckt an einem warmen Ort ca. 1 Stunde gehen lassen, bis er sich verdoppelt hat.

4. Den Teig auf einer bemehlten Arbeitsfläche nochmals kurz durchkneten und in eine gefettete Kastenform geben.

5. Das Brot im vorgeheizten Backofen bei 180 °C (Umluft 160 °C) ca. 60 Minuten backen.

Vorbereitungszeit: 30 Minuten

Backzeit: 60 Minute

Fladenbrot mit Tomaten und Basilikum:

Zutaten:

- 250 g glutenfreies Mehl
- 125 ml warmes Wasser
- 1 Päckchen Trockenhefe
- 1 TL Salz
- 1 EL Olivenöl
- 100 g Tomaten
- 1 Bund Basilikum

Zubereitung:

1. Die Hefe in einer Schüssel mit dem warmen Wasser verrühren.
2. Das Mehl, das Salz und das Olivenöl in einer separaten Schüssel vermischen.
3. Die Hefe-Mischung zu den trockenen Zutaten geben und alles zu einem Teig verkneten.
4. Den Teig in eine gefettete Schüssel geben und abgedeckt an einem warmen Ort ca. 1 Stunde gehen lassen, bis er sich verdoppelt hat.

5. Den Teig auf einer bemehlten Arbeitsfläche nochmals kurz durchkneten und zu einem Rechteck ausrollen.

6. Die Tomaten waschen, in Scheiben schneiden und auf dem Teig verteilen.

7. Das Basilikum waschen, trocken schütteln und die Blätter fein hacken.

8. Das Basilikum über die Tomaten streuen.

9. Den Teig von der langen Seite her aufrollen und in Scheiben schneiden.

10. Die Fladenbrote im vorgeheizten Backofen bei 180 °C (Umluft 160 °C) ca. 20 Minuten backen.

Vorbereitungszeit: 30 Minuten
Backzeit: 20 Minuten

Schnelles Brot mit Äpfeln und Walnüssen:

Zutaten:

- 200 g glutenfreies Mehl
- 100 g gemahlene Mandeln
- 50 g Zucker
- 1 TL Backpulver
- 1/2 TL Zimt
- 1/4 TL Salz
- 100 g Äpfel
- 50 g Walnüsse
- 2 Eier
- 100 ml Rapsöl
- 50 ml Milch

Zubereitung:

1. Den Backofen auf 180 °C (Umluft 160 °C) vorheizen. Eine Kastenform (ca. 20 cm x 30 cm) einfetten und mit Backpapier auslegen.

2. Mehl, gemahlene Mandeln, Zucker, Backpulver, Zimt und Salz in einer Schüssel vermischen.

3. Die Äpfel waschen, schälen und in kleine Würfel schneiden.

4. Die Walnüsse hacken.

5. Eier, Rapsöl und Milch in einer separaten Schüssel verrühren.

6. Die flüssigen Zutaten zu den trockenen Zutaten geben und alles zu einem Teig verrühren.

7. Die Äpfel und die Walnüsse unterheben.

8. Den Teig in die vorbereitete Form geben und glatt streichen.

9. Das Brot im vorgeheizten Backofen ca. 45 Minuten backen.

10. Das Brot in der Form vollständig abkühlen lassen, bevor es in Scheiben geschnitten wird.

Vorbereitungszeit: 20 Minuten
Backzeit: 45 Minuten

Rosinenbrötchen:

Zutaten:

- 300 g glutenfreies Mehl
- 100 g Milch
- 50 g Butter
- 50 g Zucker
- 1 Päckchen Trockenhefe
- 1 Ei
- 1 Prise Salz

- 100 g Rosinen

Zubereitung:

1. Die Hefe in einer Schüssel mit der lauwarmen Milch verrühren.
2. Mehl, Zucker, Salz und die Rosinen in einer separaten Schüssel vermischen.
3. Die Butter in einem Topf schmelzen und etwas abkühlen lassen.
4. Das Ei verquirlen.
5. Die Hefe-Mischung, die geschmolzene Butter, das Ei und die Hälfte der Milch zu den trockenen Zutaten geben und alles zu einem Teig verkneten.
6. Nach und nach die restliche Milch hinzufügen, bis ein weicher Teig entsteht.
7. Den Teig abgedeckt an einem warmen Ort ca. 1 Stunde gehen lassen, bis er sich verdoppelt hat.
8. Den Teig auf einer bemehlten Arbeitsfläche nochmals kurz durchkneten und zu kleinen Brötchen formen.
9. Die Brötchen auf ein mit Backpapier ausgelegtes Backblech legen und abgedeckt nochmals 30 Minuten gehen lassen.
10. Den Backofen auf 200 °C (Umluft 180 °C) vorheizen.
11. Die Brötchen im vorgeheizten Backofen ca. 20 Minuten backen, bis sie goldbraun sind.

Vorbereitungszeit: 30 Minuten
Backzeit: 20 Minuten

Glutenfreie Bagels:

Zutaten:

- 300 g glutenfreies Mehl
- 150 g glutenfreier Sauerteig
- 100 ml Wasser

- 1 EL Honig
- 1 TL Salz
- Sesamsamen

Zubereitung:

1. Das Mehl, den Sauerteig, das Wasser, den Honig und das Salz in einer Schüssel verrühren und zu einem glatten Teig verkneten.
2. Den Teig abgedeckt an einem warmen Ort ca. 1 Stunde gehen lassen.
3. Den Teig in 12 gleich große Stücke teilen und diese zu Kugeln formen.
4. Mit dem Daumen ein Loch in die Mitte jeder Kugel stechen und die Bagels formen.
5. Die Bagels in einem Topf mit kochendem Wasser ca. 1 Minute pro Seite kochen.
6. Die Bagels auf ein mit Backpapier ausgelegtes Backblech legen und mit Sesamsamen bestreuen.
7. Den Backofen auf 200 °C (Umluft 180 °C) vorheizen.
8. Die Bagels im vorgeheizten Backofen ca. 20 Minuten backen, bis sie goldbraun sind.

Vorbereitungszeit: 30 Minuten
Backzeit: 20 Minuten

Glutenfreie Naan-Brote:

Zutaten:

- 200 g glutenfreies Mehl
- 100 ml Joghurt
- 50 ml warmes Wasser
- 1 EL Öl
- 1 TL Salz
- 1 TL Korianderpulver

- 1/2 TL Backpulver

Zubereitung:

1. Mehl, Backpulver, Korianderpulver und Salz in einer Schüssel vermischen.
2. Joghurt, Öl und warmes Wasser hinzufügen und alles zu einem glatten Teig verkneten.
3. Den Teig in 6 gleich große Stücke teilen und zu flachen Fladen formen.
4. Eine Pfanne erhitzen und die Naan-Brote portionsweise von beiden Seiten goldbraun backen.

Vorbereitungszeit: 15 Minuten
Kochzeit: 15 Minuten

Glutenfreie Wraps:

Zutaten:

- 100 g glutenfreies Mehl
- 50 g gemahlene Mandeln
- 1 EL Olivenöl
- 100 ml Wasser
- 1 Prise Salz

Zubereitung:

1. Mehl, gemahlene Mandeln, Olivenöl und Salz in einer Schüssel vermischen.
2. Nach und nach Wasser hinzufügen, bis ein glatter Teig entsteht.
3. Den Teig in 4 gleich große Stücke teilen und jeweils zu einem dünnen Fladen ausrollen.
4. Eine Pfanne erhitzen und die Wraps portionsweise von beiden Seiten goldbraun backen.

Vorbereitungszeit: 15 Minuten

Kochzeit: 15 Minuten

Glutenfreie Burgerbrötchen:

Zutaten:

- 200 g glutenfreies Mehl
- 50 g Leinsamenmehl
- 1 Päckchen Trockenhefe
- 1 TL Salz
- 1 EL Honig
- 100 ml lauwarmes Wasser
- 1 EL Olivenöl
- Sesamsamen

Zubereitung:

1. Die Hefe in einer Schüssel mit dem lauwarmen Wasser verrühren.
2. Mehl, Leinsamenmehl, Salz und Honig in einer separaten Schüssel vermischen.
3. Die Hefe-Mischung, das Olivenöl und nach und nach das Wasser zu den trockenen Zutaten geben und alles zu einem glatten Teig verkneten.
4. Den Teig abgedeckt an einem warmen Ort ca. 1 Stunde gehen lassen, bis er sich verdoppelt hat.
5. Den Teig auf einer bemehlten Arbeitsfläche nochmals kurz durchkneten und in 8 gleich große Stücke teilen.
6. Die Stücke zu runden Brötchen formen und auf ein mit Backpapier ausgelegtes Backblech legen.
7. Die Brötchen mit Sesamsamen bestreuen und abgedeckt nochmals 30 Minuten gehen lassen.
8. Den Backofen auf 200 °C (Umluft 180 °C) vorheizen.

9. Die Brötchen im vorgeheizten Backofen ca. 20 Minuten backen, bis sie goldbraun sind.

Vorbereitungszeit: 30 Minuten

Backzeit: 20 Minuten

Glutenfreie Laugenstangen:

Zutaten:

- 300 g glutenfreies Mehl
- 150 ml lauwarmes Wasser
- 1 EL Honig
- 1 TL Salz
- 1 Päckchen Trockenhefe
- 1 Ei
- 1 EL Natron
- Grobes Salz

Zubereitung:

1. Die Hefe in einer Schüssel mit dem lauwarmen Wasser verrühren.
2. Mehl, Salz und Honig in einer separaten Schüssel vermischen.
3. Die Hefe-Mischung und das Ei zu den trockenen Zutaten geben und alles zu einem glatten Teig verkneten.
4. Den Teig abgedeckt an einem warmen Ort ca. 1 Stunde gehen lassen, bis er sich verdoppelt hat.
5. Den Backofen auf 200 °C (Umluft 180 °C) vorheizen. Ein Backblech mit Backpapier auslegen.
6. Den Teig auf einer bemehlten Arbeitsfläche nochmals kurz durchkneten und zu langen Stangen formen.

7. In einem Topf Wasser zum Kochen bringen und das Natron darin auflösen.

8. Die Laugenstangen portionsweise in die Natronlauge tauchen und anschließend auf das Backblech legen.

9. Die Laugenstangen mit grobem Salz bestreuen.

10. Die Laugenstangen im vorgeheizten Backofen ca. 20 Minuten backen, bis sie goldbraun sind.

Glutenfreies Knäckebrot:

Zutaten:

- 200 g glutenfreies Mehl
- 100 g Leinsamen
- 100 g Sonnenblumenkerne
- 50 g Sesam
- 50 ml Olivenöl
- 1 TL Salz
- 1 TL Kümmel

Zubereitung:

1. Den Backofen auf 150 °C (Umluft 130 °C) vorheizen. Ein Backblech mit Backpapier auslegen.

2. Mehl, Leinsamen, Sonnenblumenkerne, Sesam, Öl, Salz und Kümmel in einer Schüssel verrühren.

3. Den Teig auf das Backblech geben und gleichmäßig ausstreichen.

4. Das Knäckebrot im vorgeheizten Backofen ca. 50 Minuten backen, bis es goldbraun und knusprig ist.

5. Das Knäckebrot aus dem Ofen nehmen und in Stücke brechen.

Vorbereitungszeit: 15 Minuten

Backzeit: 50 Minuten

Glutenfreier Toast:

Zutaten:

- 200 g glutenfreies Mehl
- 100 g glutenfreier Sauerteig
- 100 ml Wasser
- 1 EL Honig
- 1 TL Salz
- 1 EL Olivenöl

Zubereitung:

1. Das Mehl, den Sauerteig, das Wasser, den Honig und das Salz in einer Schüssel verrühren und zu einem glatten Teig verkneten.
2. Den Teig abgedeckt an einem warmen Ort ca. 1 Stunde gehen lassen.
3. Den Teig auf einer bemehlten Arbeitsfläche nochmals kurz durchkneten und zu einem Rechteck ausrollen.
4. Den Teig in 12 gleich große Stücke schneiden.
5. Die Toastbrotscheiben in einem Toaster oder einer Pfanne goldbraun rösten.

Vorbereitungszeit: 30 Minuten

Backzeit: 10 Minuten

Glutenfreie Pizzabrötchen:

Zutaten:

- 200 g glutenfreies Mehl

- 100 g gemahlene Mandeln
- 50 g Leinsamenmehl
- 1 Päckchen Trockenhefe
- 1 TL Salz
- 1 EL Honig
- 100 ml lauwarmes Wasser
- 1 EL Olivenöl
- Tomatensoße
- Mozzarella
- Beliebiger Belag (z. B. Paprika, Salami, Pilze)

Zubereitung:

1. Die Hefe in einer Schüssel mit dem lauwarmen Wasser verrühren.
2. Mehl, gemahlene Mandeln, Leinsamenmehl, Salz und Honig in einer separaten Schüssel vermischen.
3. Die Hefe-Mischung und das Olivenöl zu den trockenen Zutaten geben und alles zu einem glatten Teig verkneten.
4. Den Teig abgedeckt an einem warmen Ort ca. 1 Stunde gehen lassen, bis er sich verdoppelt hat.
5. Den Teig auf einer bemehlten Arbeitsfläche nochmals kurz durchkneten und in 8 gleich große Stücke teilen.
6. Die Stücke zu runden Brötchen formen und auf ein mit Backpapier ausgelegtes Backblech legen.
7. Die Brötchen mit Tomatensoße bestreichen und mit Mozzarella belegen.
8. Nach Belieben mit weiterem Belag belegen.
9. Den Backofen auf 200 °C (Umluft 180 °C) vorheizen.

10. Die Pizzabrötchen im vorgeheizten Backofen ca. 20 Minuten backen, bis der Käse geschmolzen und der Rand golden ist.

Vorbereitungszeit: 30 Minuten

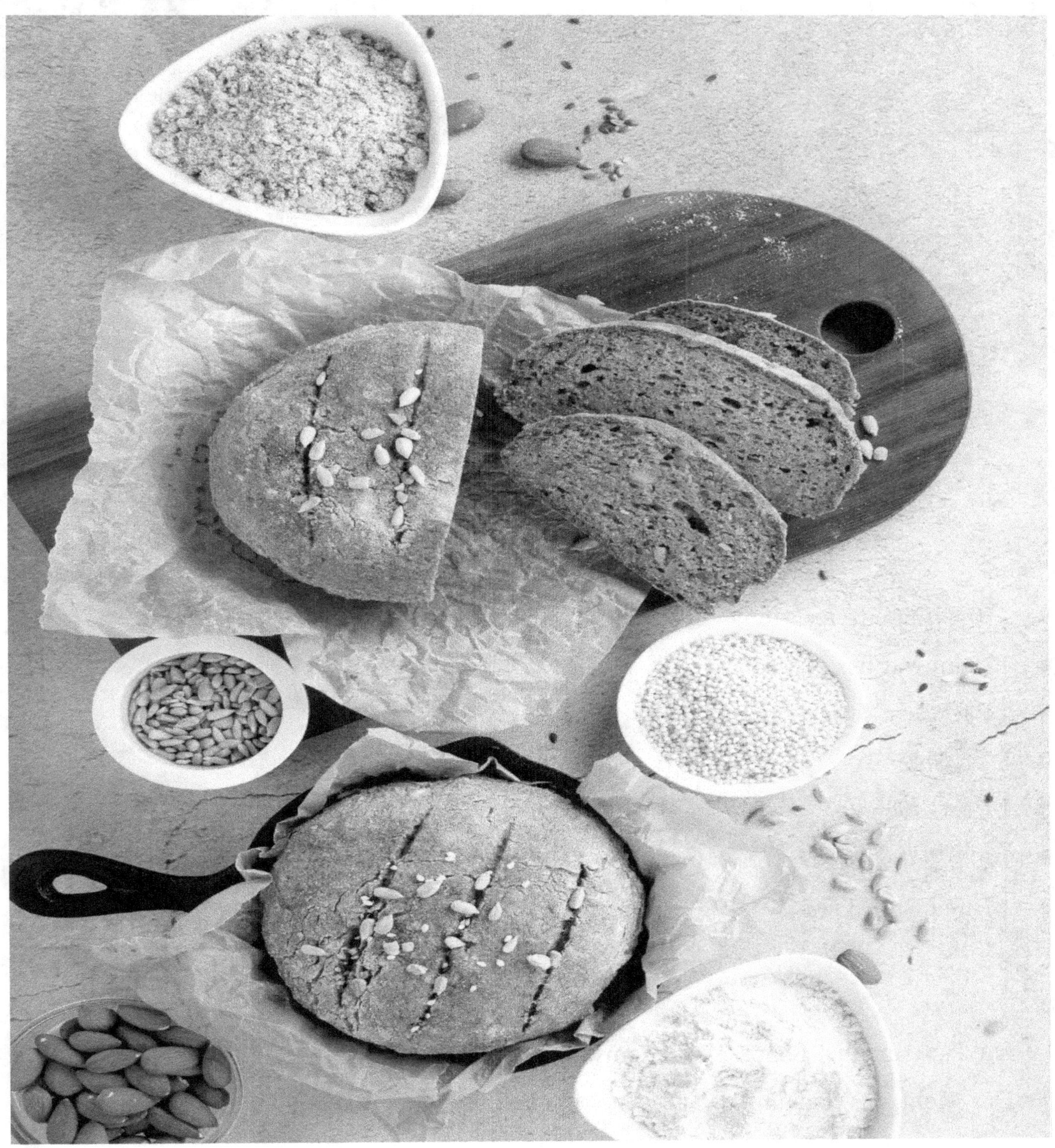

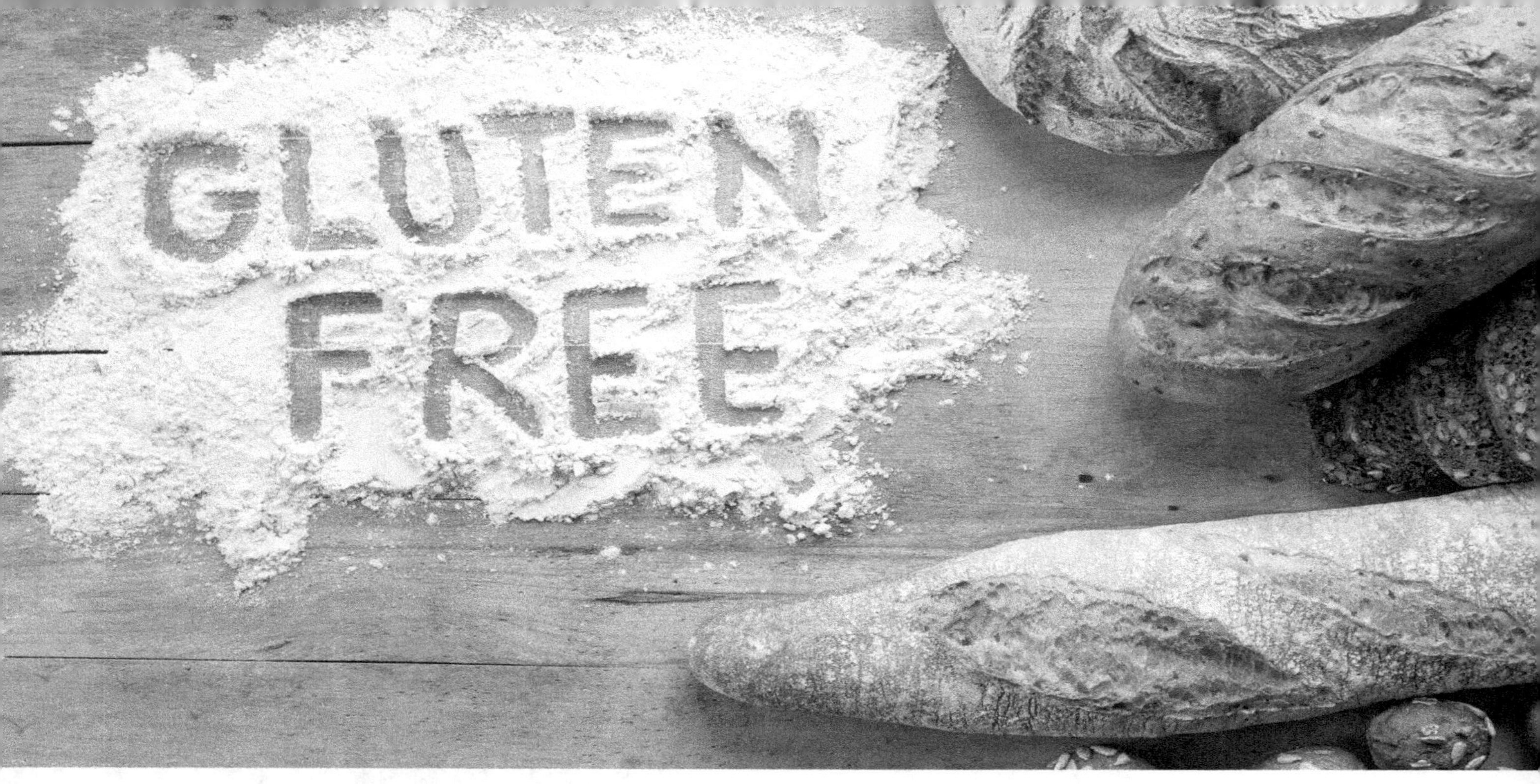

BRÖTCHEN

Fladenbrot mit Tomaten und Basilikum

Zutaten:

- 250 g glutenfreies Mehl
- 125 ml warmes Wasser
- 1 Päckchen Trockenhefe
- 1 TL Salz
- 1 EL Olivenöl
- 100 g Tomaten
- 1 Bund Basilikum

Zubereitung:

1. Die Hefe in einer Schüssel mit dem warmen Wasser verrühren.
2. Das Mehl, das Salz und das Olivenöl in einer separaten Schüssel vermischen.

3. Die Hefe-Mischung zu den trockenen Zutaten geben und alles zu einem glatten Teig verkneten.

4. Den Teig in eine gefettete Schüssel geben und abgedeckt an einem warmen Ort ca. 1 Stunde gehen lassen, bis er sich verdoppelt hat.

5. Den Teig auf einer bemehlten Arbeitsfläche nochmals kurz durchkneten und zu einem Rechteck ausrollen.

6. Die Tomaten waschen, in Scheiben schneiden und auf dem Teig verteilen.

7. Das Basilikum waschen, trocken schütteln und die Blätter fein hacken.

8. Das Basilikum über die Tomaten streuen.

9. Den Teig von der langen Seite her aufrollen und in Scheiben schneiden.

10. Die Fladenbrote im vorgeheizten Backofen bei 180 °C (Umluft 160 °C) ca. 20 Minuten backen.

Vorbereitungszeit: 30 Minuten

Backzeit: 20 Minuten

Pizzateig

Zutaten:

- 250 g glutenfreies Mehl
- 125 ml warmes Wasser
- 1 Päckchen Trockenhefe
- 1 TL Salz
- 1 EL Olivenöl

Zubereitung:

1. Die Hefe in einer Schüssel mit dem warmen Wasser verrühren.

2. Das Mehl, das Salz und das Olivenöl in einer separaten Schüssel vermischen.

3. Die Hefe-Mischung zu den trockenen Zutaten geben und alles zu einem glatten Teig verkneten.

4. Den Teig in eine gefettete Schüssel geben und abgedeckt an einem warmen Ort ca. 1 Stunde gehen lassen, bis er sich verdoppelt hat.

5. Den Teig auf einer bemehlten Arbeitsfläche nochmals kurz durchkneten und zu einem Kreis oder Rechteck ausrollen.

6. Den Teig mit Tomatensoße bestreichen und nach Belieben belegen.

7. Den Pizzateig im vorgeheizten Backofen bei 200 °C (Umluft 180 °C) ca. 20 Minuten backen.

Vorbereitungszeit: 30 Minuten

Backzeit: 20 Minuten

Schnelles Brot mit Äpfeln und Walnüssen

Zutaten:

- 200 g glutenfreies Mehl
- 100 g gemahlene Mandeln
- 50 g Zucker
- 1 TL Backpulver
- 1/2 TL Zimt
- 1/4 TL Salz
- 100 g Äpfel
- 50 g Walnüsse
- 2 Eier
- 100 ml Rapsöl
- 50 ml Milch

1. Den Backofen auf 180 °C (Umluft 160 °C) vorheizen. Eine Kastenform (ca. 20 cm x 30 cm) einfetten und mit Backpapier auslegen.
2. Mehl, gemahlene Mandeln, Zucker, Backpulver, Zimt und Salz in einer Schüssel vermischen.
3. Die Äpfel waschen, schälen und in kleine Würfel schneiden.
4. Die Walnüsse hacken.
5. Eier, Rapsöl und Milch in einer separaten Schüssel verrühren.
6. Die flüssigen Zutaten zu den trockenen Zutaten geben und alles zu einem Teig verrühren.
7. Die Äpfel und die Walnüsse unterheben.
8. Den Teig in die vorbereitete Form geben und glatt streichen.
9. Das Brot im vorgeheizten Backofen ca. 45 Minuten backen.
10. Das Brot in der Form vollständig abkühlen lassen, bevor es in Scheiben geschnitten wird.

Vorbereitungszeit: 20 Minuten
Backzeit: 45 Minuten

Rosinenbrötchen

Zutaten:

- 300 g glutenfreies Mehl
- 100 ml Milch
- 50 g Butter
- 50 g Zucker
- 1 Päckchen Trockenhefe
- 1 Ei

- 1 Prise Salz
- 100 g Rosinen

Zubereitung:

1. Die Hefe in einer Schüssel mit der lauwarmen Milch verrühren.
2. Mehl, Zucker, Salz und die Rosinen in einer separaten Schüssel vermischen.
3. Die Butter in einem Topf schmelzen und etwas abkühlen lassen.
4. Das Ei verquirlen.
5. Die Hefe-Mischung, die geschmolzene Butter, das Ei und die Hälfte der Milch zu den trockenen Zutaten geben und alles zu einem Teig verkneten.
6. Nach und nach die restliche Milch hinzufügen, bis ein weicher Teig entsteht.
7. Den Teig abgedeckt an einem warmen Ort ca. 1 Stunde gehen lassen, bis er sich verdoppelt hat.
8. Den Teig auf einer bemehlten Arbeitsfläche nochmals kurz durchkneten und zu kleinen Brötchen formen.
9. Die Brötchen auf ein mit Backpapier ausgelegtes Backblech legen und abgedeckt nochmals 30 Minuten gehen lassen.
10. Den Backofen auf 200 °C (Umluft 180 °C) vorheizen.
11. Die Brötchen im vorgeheizten Backofen ca. 20 Minuten backen, bis sie goldbraun sind.

Vorbereitungszeit: 30 Minuten
Backzeit: 20 Minuten

Glutenfreie Bagels

Zutaten:

- 300 g glutenfreies Mehl
- 150 g glutenfreier Sauerteig

- 100 ml Wasser
- 1 EL Honig
- 1 TL Salz
- Sesamsamen

Zubereitung:

1. Das Mehl, den Sauerteig, das Wasser, den Honig und das Salz in einer Schüssel verrühren und zu einem glatten Teig verkneten.
2. Den Teig abgedeckt an einem warmen Ort ca. 1 Stunde gehen lassen.
3. Den Teig in 12 gleich große Stücke teilen und diese zu Kugeln formen.
4. Mit dem Daumen ein Loch in die Mitte jeder Kugel stechen und die Bagels formen.
5. Die Bagels in einem Topf mit kochendem Wasser ca. 1 Minute pro Seite kochen.
6. Die Bagels auf ein mit Backpapier ausgelegtes Backblech legen und mit Sesamsamen bestreuen.
7. Den Backofen auf 200 °C (Umluft 180 °C) vorheizen.
8. Die Bagels im vorgeheizten Backofen ca. 20 Minuten backen, bis sie goldbraun sind.

Vorbereitungszeit: 30 Minuten
Backzeit: 20 Minuten

Glutenfreie Burgerbrötchen

Zutaten:

- 200 g glutenfreies Mehl
- 50 g Leinsamenmehl
- 1 Päckchen Trockenhefe
- 1 TL Salz
- 1 EL Honig

- 100 ml lauwarmes Wasser
- 1 EL Olivenöl
- Sesamsamen

Zubereitung:

1. Die Hefe in einer Schüssel mit dem lauwarmen Wasser verrühren.
2. Mehl, Leinsamenmehl, Salz und Honig in einer separaten Schüssel vermischen.
3. Die Hefe-Mischung, das Olivenöl und nach und nach das Wasser zu den trockenen Zutaten geben und alles zu einem glatten Teig verkneten.
4. Den Teig abgedeckt an einem warmen Ort ca. 1 Stunde gehen lassen, bis er sich verdoppelt hat.
5. Den Teig auf einer bemehlten Arbeitsfläche nochmals kurz durchkneten und in 8 gleich große Stücke teilen.
6. Die Stücke zu runden Brötchen formen und auf ein mit Backpapier ausgelegtes Backblech legen.
7. Die Brötchen mit Sesamsamen bestreuen und abgedeckt nochmals 30 Minuten gehen lassen.
8. Den Backofen auf 200 °C (Umluft 180 °C) vorheizen.
9. Die Brötchen im vorgeheizten Backofen ca. 20 Minuten backen, bis sie goldbraun sind.

Vorbereitungszeit: 30 Minuten
Backzeit: 20 Minuten

Glutenfreie Laugenstangen

Zutaten:

- 300 g glutenfreies Mehl
- 150 ml lauwarmes Wasser

- 1 EL Honig
- 1 TL Salz
- 1 Päckchen Trockenhefe
- 1 Ei
- 1 EL Natron
- Grobes Salz

Zubereitung:

1. Die Hefe in einer Schüssel mit dem lauwarmen Wasser verrühren.
2. Mehl, Salz und Honig in einer separaten Schüssel vermischen.
3. Die Hefe-Mischung und das Ei zu den trockenen Zutaten geben und alles zu einem glatten Teig verkneten.
4. Den Teig abgedeckt an einem warmen Ort ca. 1 Stunde gehen lassen, bis er sich verdoppelt hat.
5. Den Backofen auf 200 °C (Umluft 180 °C) vorheizen. Ein Backblech mit Backpapier auslegen.
6. Den Teig auf einer bemehlten Arbeitsfläche nochmals kurz durchkneten und zu langen Stangen formen.
7. In einem Topf Wasser zum Kochen bringen und das Natron darin auflösen.
8. Die Laugenstangen portionsweise in die Natronlauge tauchen und anschließend auf das Backblech legen.
9. Die Laugenstangen mit grobem Salz bestreuen.
10. Die Laugenstangen im vorgeheizten Backofen ca. 20 Minuten backen, bis sie goldbraun sind.

Vorbereitungszeit: 30 Minuten
Backzeit: 20 Minuten

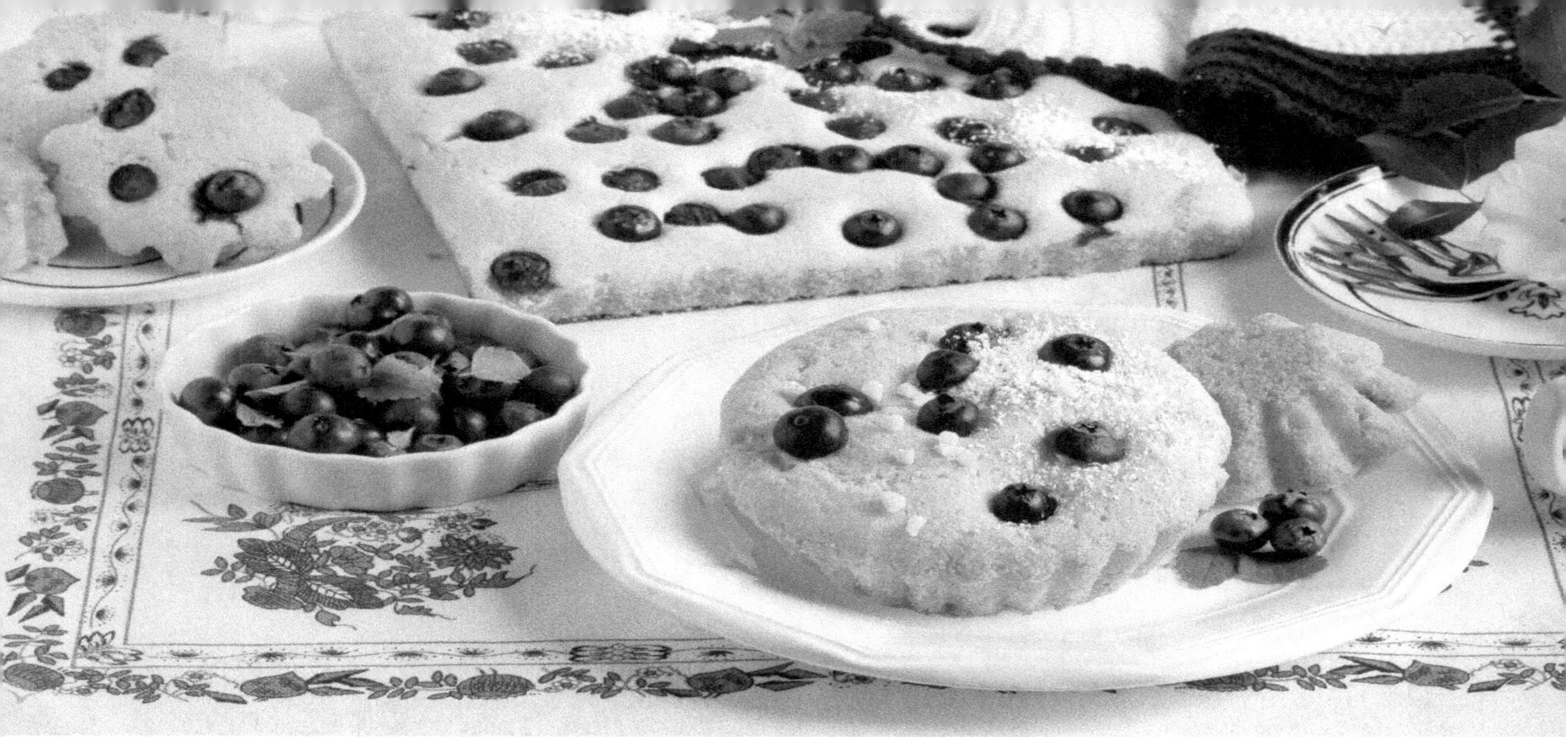

KUCHEN UND TORTEN

Glutenfreier Zitronenkuchen

Zutaten:

- 200 g glutenfreies Mehl
- 100 g Zucker
- 1 Päckchen Trockenhefe
- 1 TL Backpulver
- 1 Prise Salz
- 1 Ei
- 100 ml Milch
- 50 ml Öl
- 1 Zitrone

Zubereitung:

1. Die Hefe in einer Schüssel mit der lauwarmen Milch verrühren.

2. Mehl, Zucker, Backpulver, Salz, das Ei und das Öl in einer separaten Schüssel vermischen.

3. Die Hefe-Mischung und die abgeriebene Schale einer Zitrone zu den trockenen Zutaten geben und alles zu einem glatten Teig verkneten.

4. Den Teig in eine gefettete Springform geben und abgedeckt an einem warmen Ort ca. 1 Stunde gehen lassen, bis er sich verdoppelt hat.

5. Den Kuchen im vorgeheizten Backofen bei 180 °C (Umluft 160 °C) ca. 30 Minuten backen.

Vorbereitungszeit: 30 Minuten

Backzeit: 30 Minuten

Glutenfreier Marmorkuchen

Zutaten:

- 200 g glutenfreies Mehl
- 100 g Zucker
- 1 Päckchen Trockenhefe
- 1 TL Backpulver
- 1 Prise Salz
- 1 Ei
- 100 ml Milch
- 50 ml Öl
- 100 g Zartbitterschokolade

Zubereitung:

1. Die Hefe in einer Schüssel mit der lauwarmen Milch verrühren.

2. Mehl, Zucker, Backpulver, Salz und das Ei in einer separaten Schüssel vermischen.

3. Die Hefe-Mischung und die Hälfte des Öls zu den trockenen Zutaten geben und alles zu einem glatten Teig verkneten.

4. Die Zartbitterschokolade schmelzen und unter den Teig rühren.

5. Den Teig in zwei gleich große Teile teilen.

6. Einen Teil des Teigs in eine gefettete Springform geben.

7. Den anderen Teil des Teigs mit der restlichen Hälfte des Öls vermischen und auf den ersten Teig geben.

8. Den Kuchen im vorgeheizten Backofen bei 180 °C (Umluft 160 °C) ca. 30 Minuten backen.

Vorbereitungszeit: 30 Minuten

Backzeit: 30 Minuten

Glutenfreier Käsekuchen (Fortsetzung)

Zutaten (Fortsetzung):

- 500 g Quark
- 100 g Zucker
- 2 Eier
- 1 Vanilleschote

Zubereitung:

1. Den Backofen auf 180°C (Umluft 160°C) vorheizen. Eine Springform (26 cm Durchmesser) einfetten und mit Backpapier auslegen.

2. Für den Boden Mehl, Zucker, Hefe, Backpulver und Salz in einer Schüssel vermischen.

3. Ei, Milch und Öl hinzufügen und alles zu einem glatten Teig verkneten.

4. Den Teig in die vorbereitete Springform geben und den Rand etwas hochziehen.

5. Für den Belag Quark, Zucker, Eier und das Mark der Vanilleschote cremig rühren.

6. Die Quarkmasse auf den Teigboden gießen und glatt streichen.

7. Den Käsekuchen im vorgeheizten Backofen ca. 60 Minuten backen.

8. Den Kuchen in der Form abkühlen lassen und dann mindestens 3 Stunden im Kühlschrank kalt stellen.

Vorbereitungszeit: 30 Minuten

Backzeit: 60 Minuten

Kühlzeit: 3 Stunden

Glutenfreier Apfelkuchen

Zutaten:

- 200 g glutenfreies Mehl
- 100 g Zucker
- 1 Päckchen Trockenhefe
- 1 TL Backpulver
- 1 Prise Salz
- 1 Ei
- 100 ml Milch
- 50 ml Öl
- 3 Äpfel
- 1 Zitrone
- 50 g Zucker
- 1 Prise Zimt

Zubereitung:

1. Den Backofen auf 180°C (Umluft 160°C) vorheizen. Eine Auflaufform (20 x 30 cm) einfetten.

2. Mehl, Zucker, Hefe, Backpulver und Salz in einer Schüssel vermischen.

3. Ei, Milch und Öl hinzufügen und alles zu einem glatten Teig verkneten.

4. Den Teig in die vorbereitete Auflaufform geben und glatt streichen.

5. Die Äpfel schälen, entkernen und in dünne Scheiben schneiden.

6. Die Apfelscheiben mit Zitronensaft beträufeln und mit Zucker und Zimt vermischen.

7. Die Apfelscheiben auf den Teigboden schichten.

8. Den Kuchen im vorgeheizten Backofen ca. 45 Minuten backen.

9. Den Kuchen in der Form abkühlen lassen und dann mit Puderzucker bestäubt servieren.

Vorbereitungszeit: 30 Minuten

Backzeit: 45 Minuten

Glutenfreier Apfelkuchen

Zutaten:

- 200 g glutenfreies Mehl
- 100 g Zucker
- 1 Päckchen Trockenhefe
- 1 TL Backpulver
- 1 Prise Salz
- 1 Ei
- 100 ml Milch
- 50 ml Öl
- 3 Äpfel
- 1 Zitrone
- 50 g Zucker
- 1 Prise Zimt

1. Den Backofen auf 180°C (Umluft 160°C) vorheizen. Eine Auflaufform (20 x 30 cm) einfetten.

2. Mehl, Zucker, Hefe, Backpulver und Salz in einer Schüssel vermischen.

3. Ei, Milch und Öl hinzufügen und alles zu einem glatten Teig verkneten.

4. Den Teig in die vorbereitete Auflaufform geben und glatt streichen.

5. Die Äpfel schälen, entkernen und in dünne Scheiben schneiden.

6. Die Apfelscheiben mit Zitronensaft beträufeln und mit Zucker und Zimt vermischen.

7. Die Apfelscheiben auf den Teigboden schichten.

8. Den Kuchen im vorgeheizten Backofen ca. 45 Minuten backen.

9. Den Kuchen in der Form abkühlen lassen und dann mit Puderzucker bestäubt servieren.

Vorbereitungszeit: 30 Minuten

Backzeit: 45 Minuten

Glutenfreie Brownies

Zutaten:

- 200 g glutenfreies Mehl
- 100 g Zucker
- 1 Päckchen Trockenhefe
- 1 TL Backpulver
- 1 Prise Salz
- 1 Ei
- 100 ml Milch
- 50 ml Öl
- 100 g Zartbitterschokolade
- 50 g Walnüsse

1. Den Backofen auf 180°C (Umluft 160°C) vorheizen. Eine Brownieform (20 x 20 cm) einfetten und mit Backpapier auslegen.
2. Mehl, Zucker, Hefe, Backpulver und Salz in einer Schüssel vermischen.
3. Ei, Milch und Öl hinzufügen und alles zu einem glatten Teig verkneten.
4. Die Zartbitterschokolade grob hacken und unter den Teig rühren.
5. Den Teig in die vorbereitete Brownieform geben und glatt streichen.
6. Die Walnüsse hacken und auf den Teig streuen.
7. Die Brownies im vorgeheizten Backofen ca. 25 Minuten backen.
8. Die Brownies in der Form abkühlen lassen und dann in Stücke schneiden.

Vorbereitungszeit: 20 Minuten

Backzeit: 25 Minuten

Glutenfreie Schokoladentorte (Fortsetzung)

Zutaten (Fortsetzung):

- 250 ml Schlagsahne
- 1 Päckchen Sahnesteif

Zubereitung:

1. Den Backofen auf 180°C (Umluft 160°C) vorheizen. Zwei Springformen (20 cm Durchmesser) einfetten und mit Backpapier auslegen.
2. Mehl, Zucker, Hefe, Backpulver und Salz in einer Schüssel vermischen.
3. Ei, Milch und Öl hinzufügen und alles zu einem glatten Teig verkneten.
4. Die Zartbitterschokolade grob hacken und unter den Teig rühren.
5. Den Teig in die vorbereiteten Springformen geben und glatt streichen.

6. Die Kuchen im vorgeheizten Backofen ca. 30 Minuten backen.

7. Die Kuchen in den Formen abkühlen lassen und dann einmal quer durchschneiden.

8. Die Schlagsahne mit Sahnesteif steif schlagen.

9. Einen Tortenboden auf eine Tortenplatte legen und mit der Hälfte der Sahne bestreichen.

10. Den zweiten Tortenboden daraufsetzen und mit der restlichen Sahne bestreichen.

11. Die Torte nach Belieben mit Schokoladenraspeln oder frischen Früchten dekorieren.

Vorbereitungszeit: 30 Minuten
Backzeit: 30 Minuten
Kühlzeit: 2 Stunden

Glutenfreie Zitronentarte

Zutaten:

- 200 g glutenfreie Mehl
- 100 g Zucker
- 1 Päckchen Trockenhefe
- 1 TL Backpulver
- 1 Prise Salz
- 1 Ei
- 100 ml Milch
- 50 ml Öl
- 1 Zitrone
- 2 Eier
- 100 g Zucker
- 50 ml Zitronensaft

1. Den Backofen auf 180°C (Umluft 160°C) vorheizen. Eine Tarteform (26 cm Durchmesser) einfetten.

2. Mehl, Zucker, Hefe, Backpulver und Salz in einer Schüssel vermischen.

3. Ei, Milch und Öl hinzufügen und alles zu einem glatten Teig verkneten.

4. Den Teig in die vorbereitete Tarteform geben und den Rand etwas hochziehen.

5. Den Teigboden mit einer Gabel mehrmals einstechen.

6. Die Zitrone heiß abwaschen und die Schale abreiben.

7. Die Eier mit dem Zucker und dem Zitronensaft cremig rühren.

8. Die Zitronenschale unter die Eimasse rühren.

9. Die Zitronencreme auf den Teigboden gießen und glatt streichen.

10. Die Tarte im vorgeheizten Backofen ca. 40 Minuten backen.

11. Die Tarte in der Form abkühlen lassen und dann mit Puderzucker bestäubt servieren.

Vorbereitungszeit: 30 Minuten
Backzeit: 40 Minuten

Glutenfreier Apfelstrudel

Zutaten:

- 200 g glutenfreies Mehl
- 100 g Zucker
- 1 Päckchen Trockenhefe
- 1 TL Backpulver
- 1 Prise Salz
- 1 Ei
- 100 ml Milch
- 50 ml Öl

- 4 Äpfel
- 1 Zitrone
- 50 g Zucker
- 1 Prise Zimt
- 50 g Rosinen
- 50 g gemahlene Mandeln
- 50 g Butter

Zubereitung:

1. Den Backofen auf 180°C (Umluft 160°C) vorheizen. Ein Backblech mit Backpapier auslegen.
2. Mehl, Zucker, Hefe, Backpulver und Salz in einer Schüssel vermischen.
3. Ei, Milch und Öl hinzufügen und alles zu einem glatten Teig verkneten.
4. Den Teig auf einer bemehlten Arbeitsfläche zu einem dünnen Rechteck ausrollen.
5. Die Äpfel schälen, entkernen und in dünne Scheiben schneiden.
6. Die Apfelscheiben mit Zitronensaft beträufeln und mit Zucker und Zimt vermischen.
7. Die Rosinen, gemahlenen Mandeln und Butter in einer Pfanne erhitzen und kurz anrösten.
8. Die Apfelmischung und die Rosinenmischung auf dem Teig verteilen.
9. Den Teig von der langen Seite her aufrollen und die Enden gut verschließen.
10. Den Strudel mit der Naht nach unten auf das vorbereitete Backblech legen.
11. Den Strudel mit zerlassener Butter bestreichen.
12. Den Strudel im vorgeheizten Backofen ca. 45 Minuten backen.
13. Den Strudel in Stücke schneiden und warm mit Vanillesauce servieren.

Vorbereitungszeit: 30 Minuten

Backzeit: 45 Minuten

Glutenfreie Haferflockenkekse

Zutaten:

- 200 g glutenfreie Haferflocken
- 100 g Zucker
- 1 Päckchen Trockenhefe
- 1 TL Backpulver
- 1 Prise Salz
- 1 Ei
- 100 ml Milch
- 50 ml Öl
- 100 g Zartbitterschokolade
- 50 g Walnüsse

Zubereitung:

1. Den Backofen auf 180°C (Umluft 160°C) vorheizen. Zwei Backbleche mit Backpapier auslegen.
2. Haferflocken, Zucker, Hefe, Backpulver und Salz in einer Schüssel vermischen.
3. Ei, Milch und Öl hinzufügen und alles zu einem klebrigen Teig verrühren.
4. Die Zartbitterschokolade grob hacken und unter den Teig rühren.
5. Den Teig mit einem Löffel auf die vorbereiteten Backbleche geben und flach drücken.
6. Die Walnüsse hacken und auf die Kekse streuen.
7. Die Kekse im vorgeheizten Backofen ca. 15 Minuten backen.
8. Die Kekse auf einem Kuchengitter abkühlen lassen.

Vorbereitungszeit: 15 Minuten

Backzeit: 15 Minuten

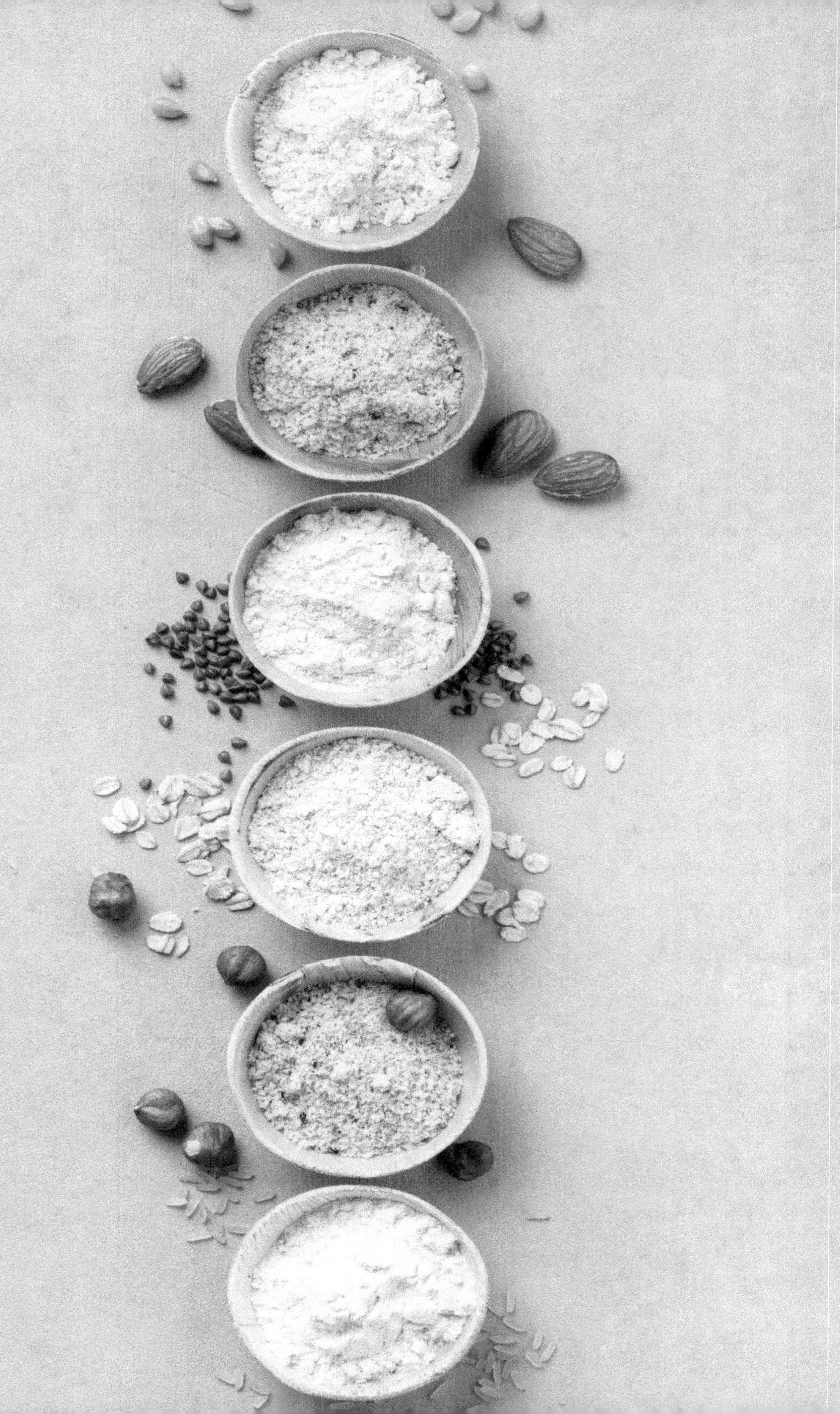

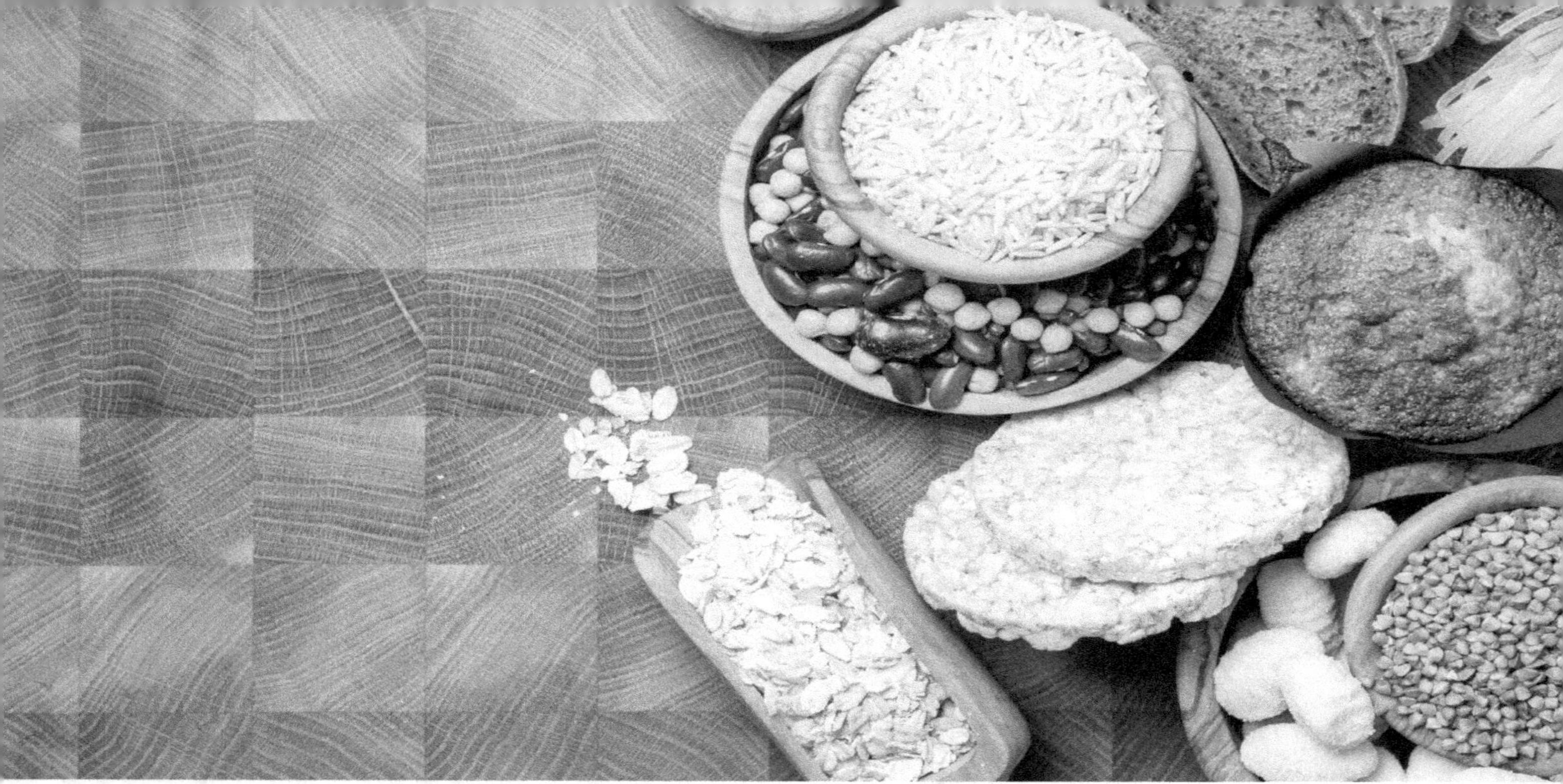

SUPPEN

Kartoffel-Lauch-Suppe

Zutaten:

- 500 g Kartoffeln
- 2 Lauchstangen
- 1 Zwiebel
- 1 EL Olivenöl
- 1 Liter Gemüsebrühe
- 100 ml Sahne
- Salz und Pfeffer

Zubereitung:

1. Die Kartoffeln schälen und würfeln. Den Lauch putzen und in Ringe schneiden. Die Zwiebel schälen und fein hacken.

2. Das Olivenöl in einem Topf erhitzen und die Zwiebel darin glasig dünsten. Lauch und Kartoffeln hinzufügen und kurz mitdünsten.

3. Die Gemüsebrühe angießen und alles zum Kochen bringen. Die Suppe dann bei mittlerer Hitze ca. 20 Minuten köcheln lassen, bis die Kartoffeln weich sind.

4. Die Suppe mit der Sahne verfeinern und mit Salz und Pfeffer abschmecken.

Vorbereitungszeit: 20 Minuten

Kochzeit: 20 Minuten

Tomaten-Suppe

Zutaten:

- 1 kg Tomaten
- 1 Zwiebel
- 2 Knoblauchzehen
- 1 EL Olivenöl
- 1 TL Oregano
- 1 TL Basilikum
- 1 Liter Gemüsebrühe
- Salz und Pfeffer

Zubereitung:

1. Die Tomaten waschen und halbieren. Die Zwiebel und die Knoblauchzehen schälen und fein hacken.

2. Das Olivenöl in einem Topf erhitzen und die Zwiebel darin glasig dünsten. Knoblauch und Tomaten hinzufügen und kurz mitdünsten.

3. Oregano, Basilikum und Gemüsebrühe angießen und alles zum Kochen bringen. Die Suppe dann bei mittlerer Hitze ca. 30 Minuten köcheln lassen, bis die Tomaten weich sind.

4. Die Suppe mit einem Pürierstab pürieren und mit Salz und Pfeffer abschmecken.

Vorbereitungszeit: 20 Minuten

Kochzeit: 30 Minuten

Kürbis-Suppe

Zutaten:

- 1 Hokkaido-Kürbis
- 1 Zwiebel
- 2 Knoblauchzehen
- 1 EL Olivenöl
- 1 TL Currypulver
- 1 Liter Gemüsebrühe
- Salz und Pfeffer

Zubereitung:

1. Den Kürbis waschen, halbieren und entkernen. Das Fruchtfleisch in Würfel schneiden. Die Zwiebel und die Knoblauchzehen schälen und fein hacken.

2. Das Olivenöl in einem Topf erhitzen und die Zwiebel darin glasig dünsten. Knoblauch und Kürbis hinzufügen und kurz mitdünsten.

3. Currypulver und Gemüsebrühe angießen und alles zum Kochen bringen. Die Suppe dann bei mittlerer Hitze ca. 20 Minuten köcheln lassen, bis der Kürbis weich ist.

4. Die Suppe mit einem Pürierstab pürieren und mit Salz und Pfeffer abschmecken.

Vorbereitungszeit: 20 Minuten

Kochzeit: 20 Minuten

Linsen-Suppe

Zutaten:

- 250 g rote Linsen
- 1 Zwiebel
- 2 Knoblauchzehen
- 1 EL Olivenöl
- 1 Möhre
- 1 Sellerie
- 1 Liter Gemüsebrühe
- Salz und Pfeffer

Zubereitung:

1. Die Linsen in einem Sieb abspülen und abtropfen lassen. Die Zwiebel und die Knoblauchzehen schälen und fein hacken. Die Möhre und den Sellerie schälen und in Würfel schneiden.
2. Das Olivenöl in einem Topf erhitzen und die Zwiebel darin glasig dünsten. Knoblauch, Möhre und Sellerie hinzufügen und kurz mitdünsten.
3. Die Linsen und Gemüsebrühe angießen und alles zum Kochen bringen. Die Suppe dann bei mittlerer Hitze ca. 30 Minuten köcheln lassen, bis die Linsen weich sind.
4. Die Suppe mit Salz und Pfeffer abschmecken. Mit einem Schuss Zitronensaft und etwas gehackter Petersilie verfeinern.

Vorbereitungszeit: 20 Minuten

Kochzeit: 30 Minuten

Gemüse-Minestrone

Zutaten:

- 1 Zwiebel
- 2 Knoblauchzehen
- 1 EL Olivenöl
- 1 Zucchini
- 1 Paprika
- 1 Dose (400 g) geschälte Tomaten
- 1 Liter Gemüsebrühe
- 150 g grüne Bohnen
- 150 g Erbsen
- 1 Dose (400 g) Kidneybohnen
- Salz und Pfeffer

Zubereitung:

1. Die Zwiebel und die Knoblauchzehen schälen und fein hacken. Die Zucchini und die Paprika waschen und in Würfel schneiden. Die Bohnen putzen und in Stücke schneiden.
2. Das Olivenöl in einem Topf erhitzen und die Zwiebel darin glasig dünsten. Knoblauch, Zucchini und Paprika hinzufügen und kurz mitdünsten.
3. Die geschälten Tomaten mit dem Saft und der Gemüsebrühe angießen und alles zum Kochen bringen. Die Suppe dann bei mittlerer Hitze ca. 15 Minuten köcheln lassen.
4. Die Bohnen und Erbsen hinzufügen und weitere 10 Minuten köcheln lassen.
5. Die Kidneybohnen abgießen und unter die Suppe rühren. Mit Salz und Pfeffer abschmecken.

Vorbereitungszeit: 25 Minuten
Kochzeit: 35 Minuten

Champignon-Cremesuppe

Zutaten:

- 500 g Champignons
- 1 Zwiebel
- 2 Knoblauchzehen
- 1 EL Olivenöl
- 1 TL Thymian
- 1 Liter Gemüsebrühe
- 200 ml Sahne
- Salz und Pfeffer

Zubereitung:

1. Die Champignons putzen und in Scheiben schneiden. Die Zwiebel und die Knoblauchzehen schälen und fein hacken.
2. Das Olivenöl in einem Topf erhitzen und die Zwiebel darin glasig dünsten. Knoblauch und Champignons hinzufügen und kurz mitdünsten.
3. Thymian und Gemüsebrühe angießen und alles zum Kochen bringen. Die Suppe dann bei mittlerer Hitze ca. 20 Minuten köcheln lassen, bis die Champignons weich sind.
4. Die Suppe mit dem Pürierstab pürieren und die Sahne unterrühren. Mit Salz und Pfeffer abschmecken.

Vorbereitungszeit: 20 Minuten
Kochzeit: 20 Minuten

Brokkoli-Suppe

Zutaten:

- 1 Brokkoli
- 1 Zwiebel
- 2 Knoblauchzehen
- 1 EL Olivenöl
- 1 TL Currypulver
- 1 Liter Gemüsebrühe
- Salz und Pfeffer

Zubereitung:

1. Den Brokkoli putzen und in Röschen schneiden. Die Zwiebel und die Knoblauchzehen schälen und fein hacken.
2. Das Olivenöl in einem Topf erhitzen und die Zwiebel darin glasig dünsten. Knoblauch und Brokkoli hinzufügen und kurz mitdünsten.
3. Currypulver und Gemüsebrühe angießen und alles zum Kochen bringen. Die Suppe dann bei mittlerer Hitze ca. 20 Minuten köcheln lassen, bis der Brokkoli weich ist.
4. Die Suppe mit dem Pürierstab pürieren und mit Salz und Pfeffer abschmecken.

Vorbereitungszeit: 20 Minuten
Kochzeit: 20 Minuten

Karotten-Ingwer-Suppe

Zutaten:

- 500 g Karotten
- 1 Zwiebel
- 2 Knoblauchzehen
- 1 EL Olivenöl
- 1 Stück Ingwer (ca. 2 cm)

- 1 Liter Gemüsebrühe
- Salz und Pfeffer

Zubereitung:

1. Die Karotten schälen und in Stücke schneiden. Die Zwiebel und die Knoblauchzehen schälen und fein hacken. Den Ingwer schälen und fein reiben.
2. Das Olivenöl in einem Topf erhitzen und die Zwiebel darin glasig dünsten. Knoblauch und Karotten hinzufügen und kurz mitdünsten.
3. Ingwer und Gemüsebrühe angießen und alles zum Kochen bringen. Die Suppe dann bei mittlerer Hitze ca. 20 Minuten köcheln lassen, bis die Karotten weich sind.
4. Die Suppe mit dem Pürierstab pürieren und mit Salz und Pfeffer abschmecken. Mit einem Klecks Kokosmilch und etwas frischem Koriander verfeinern.

Vorbereitungszeit: 20 Minuten

Kochzeit: 20 Minuten

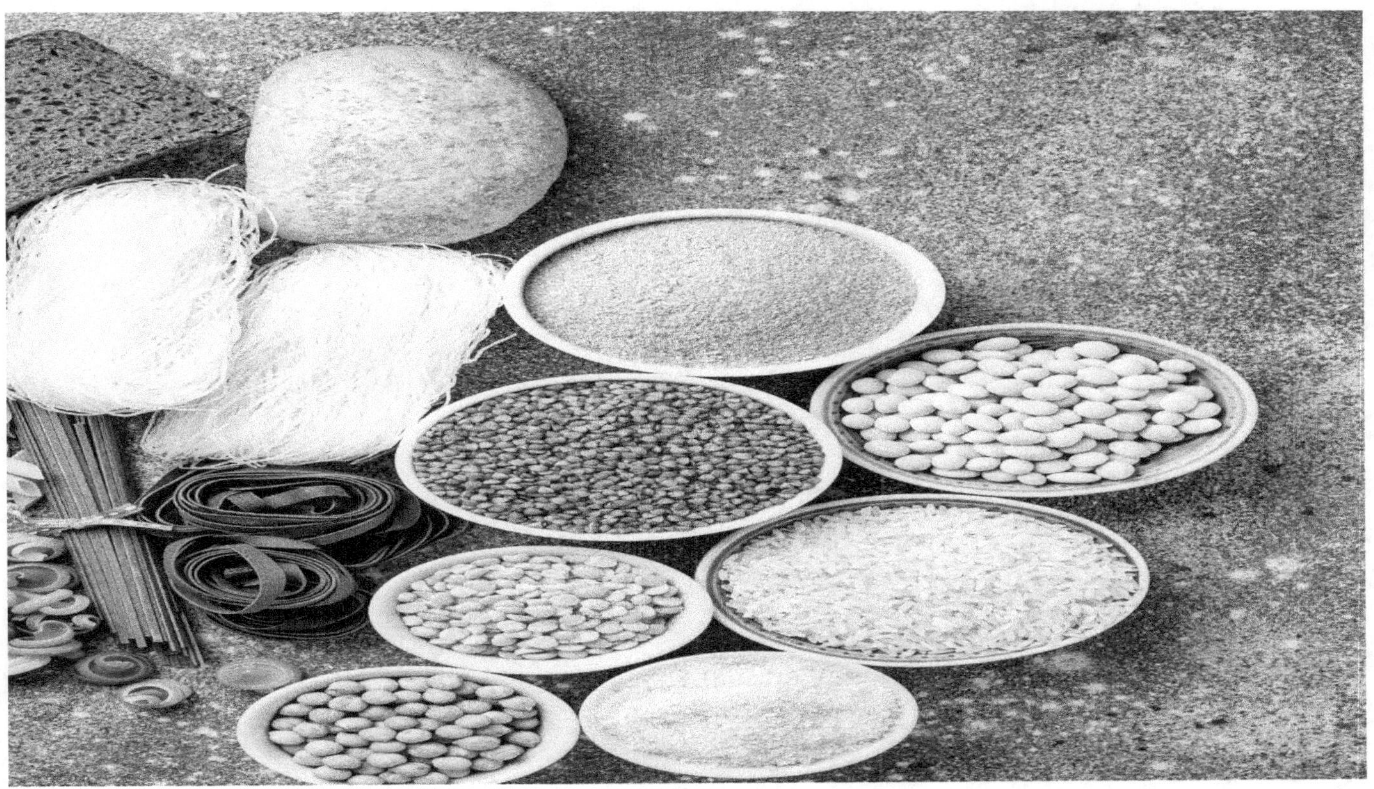

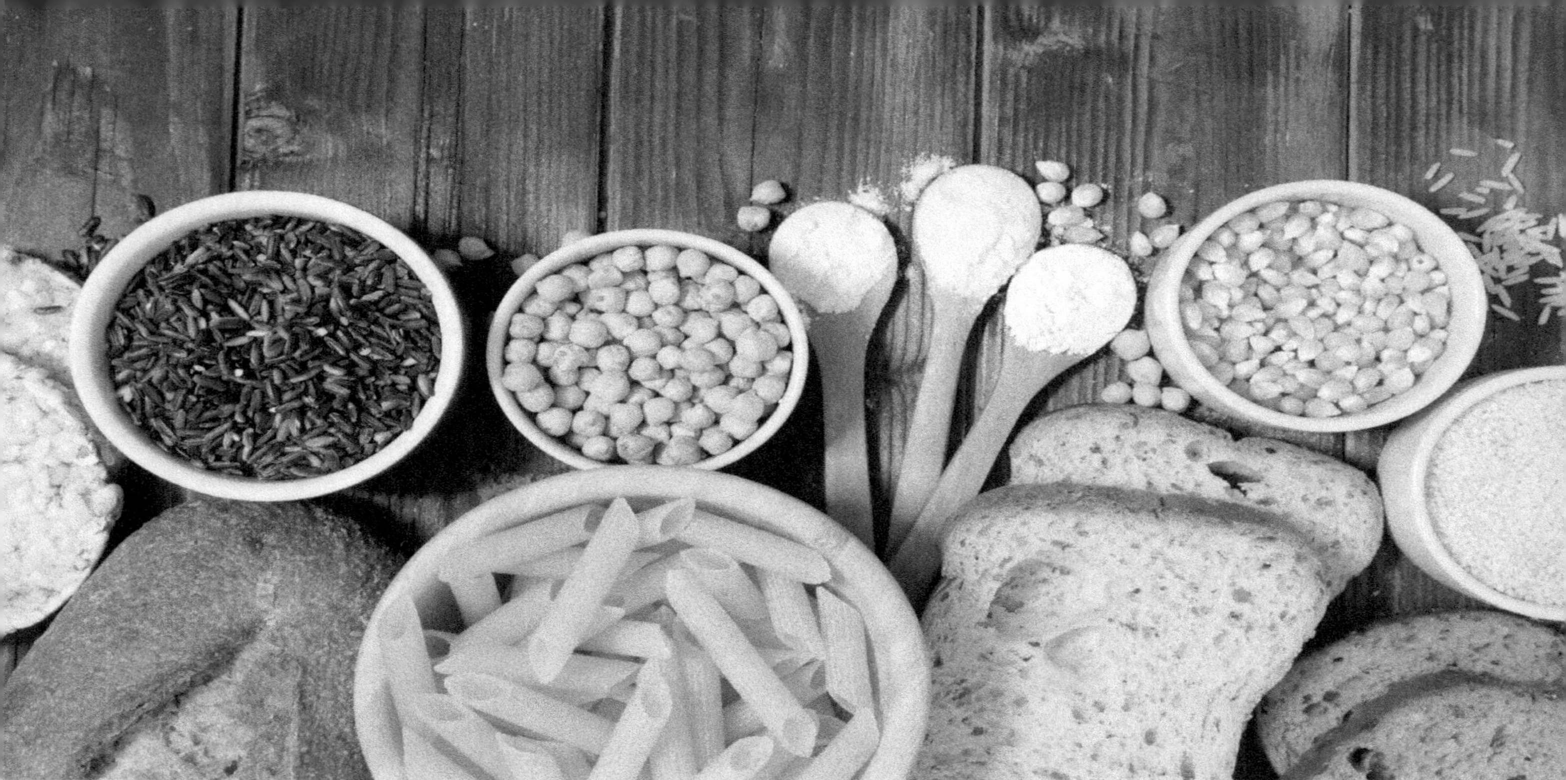

AUFSTRICHE UND SOßEN

Hummus

Zutaten:

- 1 Dose (400 g) Kichererbsen
- 2 EL Zitronensaft
- 2 EL Olivenöl
- 1 Knoblauchzehe
- 1 EL Tahini
- 1 TL Salz
- 1/2 TL Pfeffer

Zubereitung:

1. Die Kichererbsen abgießen und abspülen.

2. Die Kichererbsen, Zitronensaft, Olivenöl, Knoblauch, Tahini, Salz und Pfeffer in einen
    Mixer geben und pürieren, bis ein cremiger Hummus entsteht.

Vorbereitungszeit: 10 Minuten

Guacamole

Zutaten:

- 2 Avocados
- 1 Zwiebel
- 2 Tomaten
- 1/2 Bund Koriander
- 1/2 Limette
- Salz und Pfeffer

Zubereitung:

1. Die Avocados halbieren, entkernen und das Fruchtfleisch mit einem Löffel herauslösen.
2. Die Zwiebel und die Tomaten fein hacken. Den Koriander waschen, trocken schütteln
    und fein hacken.
3. Die Avocados, Zwiebel, Tomaten, Koriander, Limettensaft, Salz und Pfeffer in einer
    Schüssel vermischen.

Vorbereitungszeit: 15 Minuten

Paprika-Creme

Zutaten:

- 2 Paprikaschoten
- 1 Zwiebel

- 1 Knoblauchzehe
- 1 EL Olivenöl
- 1/2 TL Salz
- 1/4 TL Pfeffer

Zubereitung:

1. Die Paprikaschoten waschen, halbieren, entkernen und in Würfel schneiden.
2. Die Zwiebel und die Knoblauchzehe fein hacken.
3. Das Olivenöl in einem Topf erhitzen und die Zwiebel darin glasig dünsten. Knoblauch und Paprika hinzufügen und kurz mitdünsten.
4. Salz und Pfeffer hinzufügen und alles bei mittlerer Hitze ca. 15 Minuten köcheln lassen, bis die Paprika weich ist.
5. Die Paprika-Creme mit einem Pürierstab pürieren.

Vorbereitungszeit: 20 Minuten

Tomatensauce

Zutaten:

- 500 g Tomaten
- 1 Zwiebel
- 2 Knoblauchzehen
- 1 EL Olivenöl
- 1 EL Tomatenmark
- 1/2 TL Salz
- 1/4 TL Pfeffer

Zubereitung:

1. Die Tomaten waschen, halbieren und den Saft auspressen.

2. Die Zwiebel und die Knoblauchzehe fein hacken.

3. Das Olivenöl in einem Topf erhitzen und die Zwiebel darin glasig dünsten. Knoblauch hinzufügen und kurz mitdünsten.

4. Tomatenmark und Tomatensaft hinzufügen und alles zum Kochen bringen. Die Sauce dann bei mittlerer Hitze ca. 20 Minuten köcheln lassen, bis sie etwas eingedickt ist.

5. Salz und Pfeffer hinzufügen.

Vorbereitungszeit: 20 Minuten

Kochzeit: 20 Minuten

Pesto

Zutaten:

- 1 Bund Basilikum
- 25 g Pinienkerne
- 2 Knoblauchzehen
- 100 ml Olivenöl
- 50 g Parmesan
- Salz und Pfeffer

Zubereitung:

1. Das Basilikum waschen und trocken schütteln. Die Blätter abzupfen und in einen Mixer geben.

2. Die Pinienkerne, Knoblauchzehen, Olivenöl, Parmesan, Salz und Pfeffer hinzufügen und pürieren, bis ein cremiges Pesto entsteht.

Vorbereitungszeit: 15 Minuten

Kräuterbutter

Zutaten:

- 125 g Butter
- 1 Bund gemischte Kräuter (z.B. Petersilie, Schnittlauch, Dill)
- 1 Knoblauchzehe
- 1/2 TL Salz
- 1/4 TL Pfeffer

Zubereitung:

1. Die Butter weich werden lassen.
2. Die Kräuter waschen, trocken schütteln und fein hacken. Den Knoblauch schälen und fein hacken.
3. Die Kräuter, Knoblauch, Salz und Pfeffer mit der weichen Butter vermischen.

Vorbereitungszeit: 10 Minuten

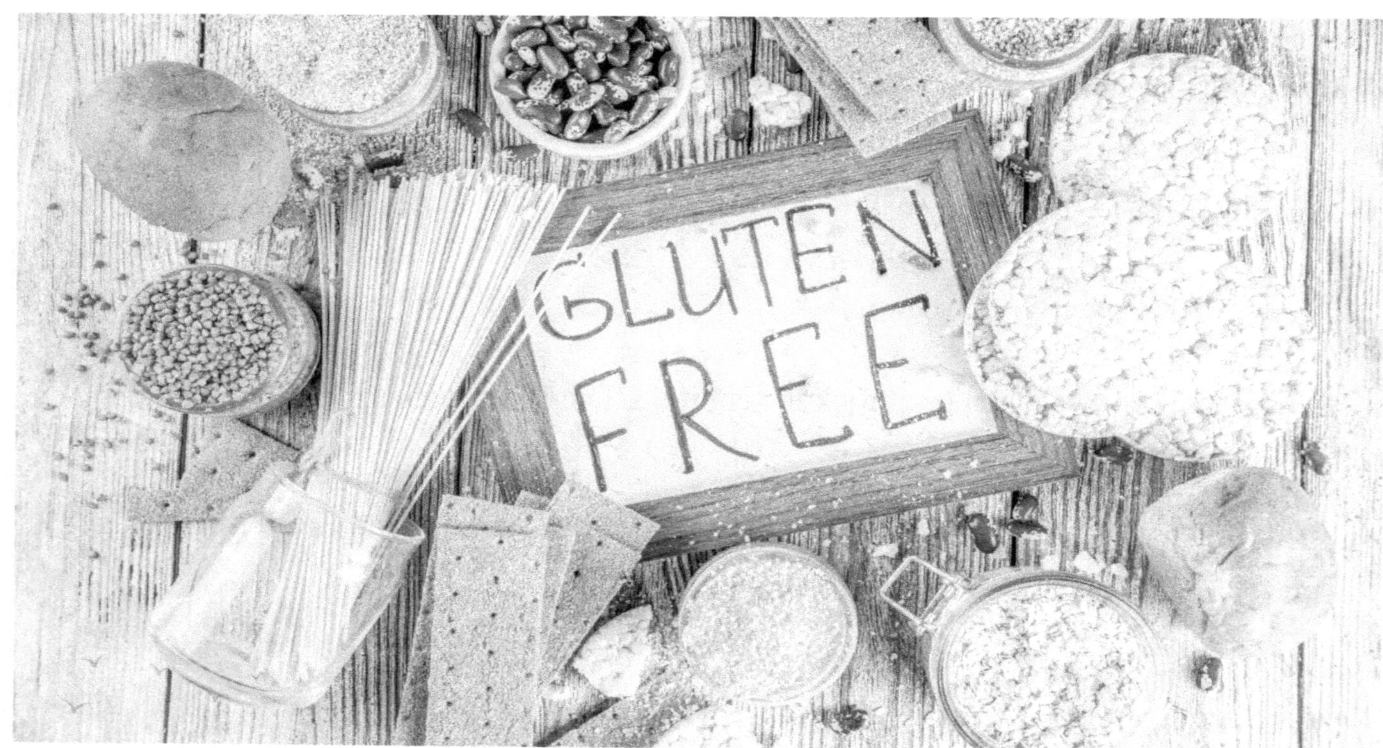

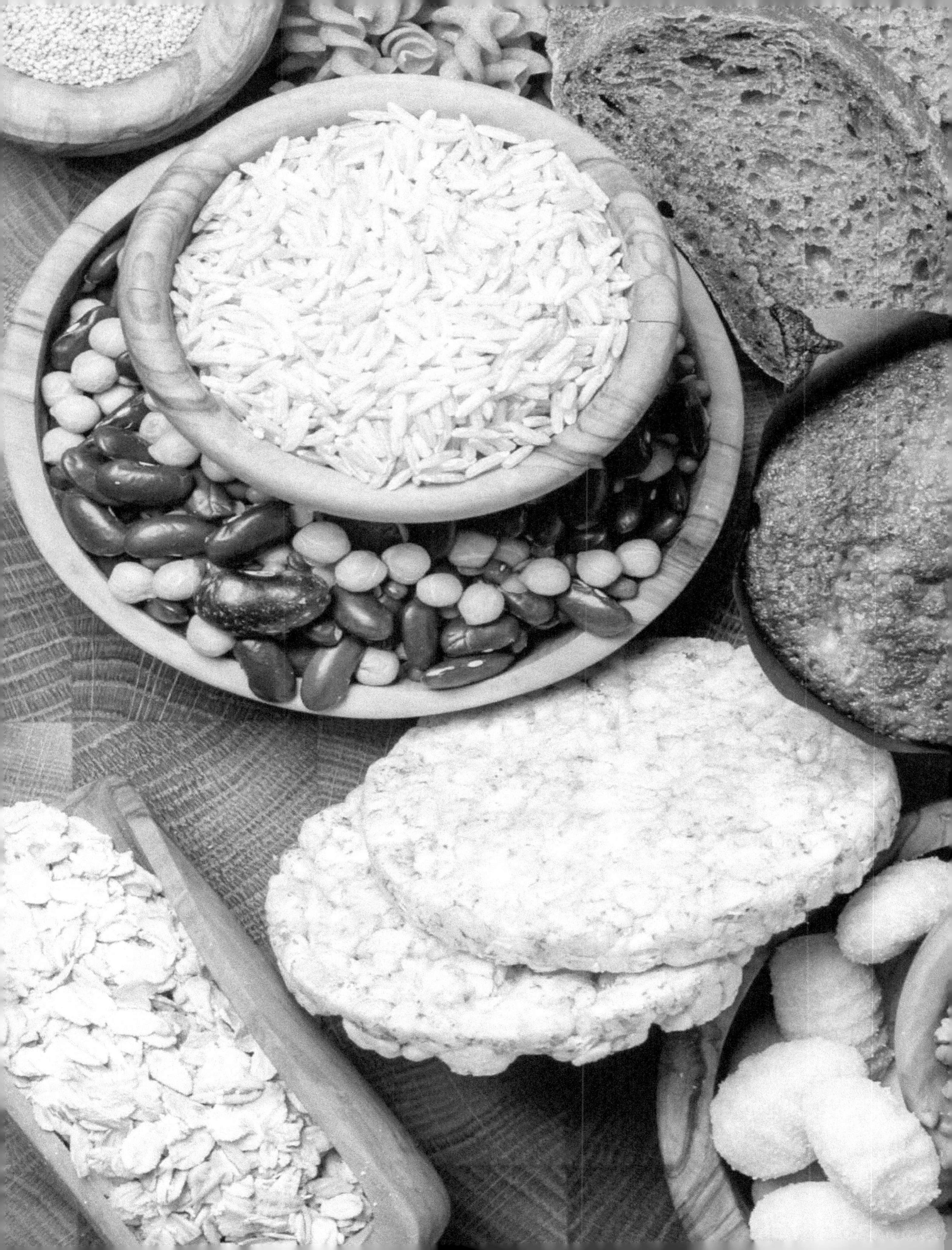

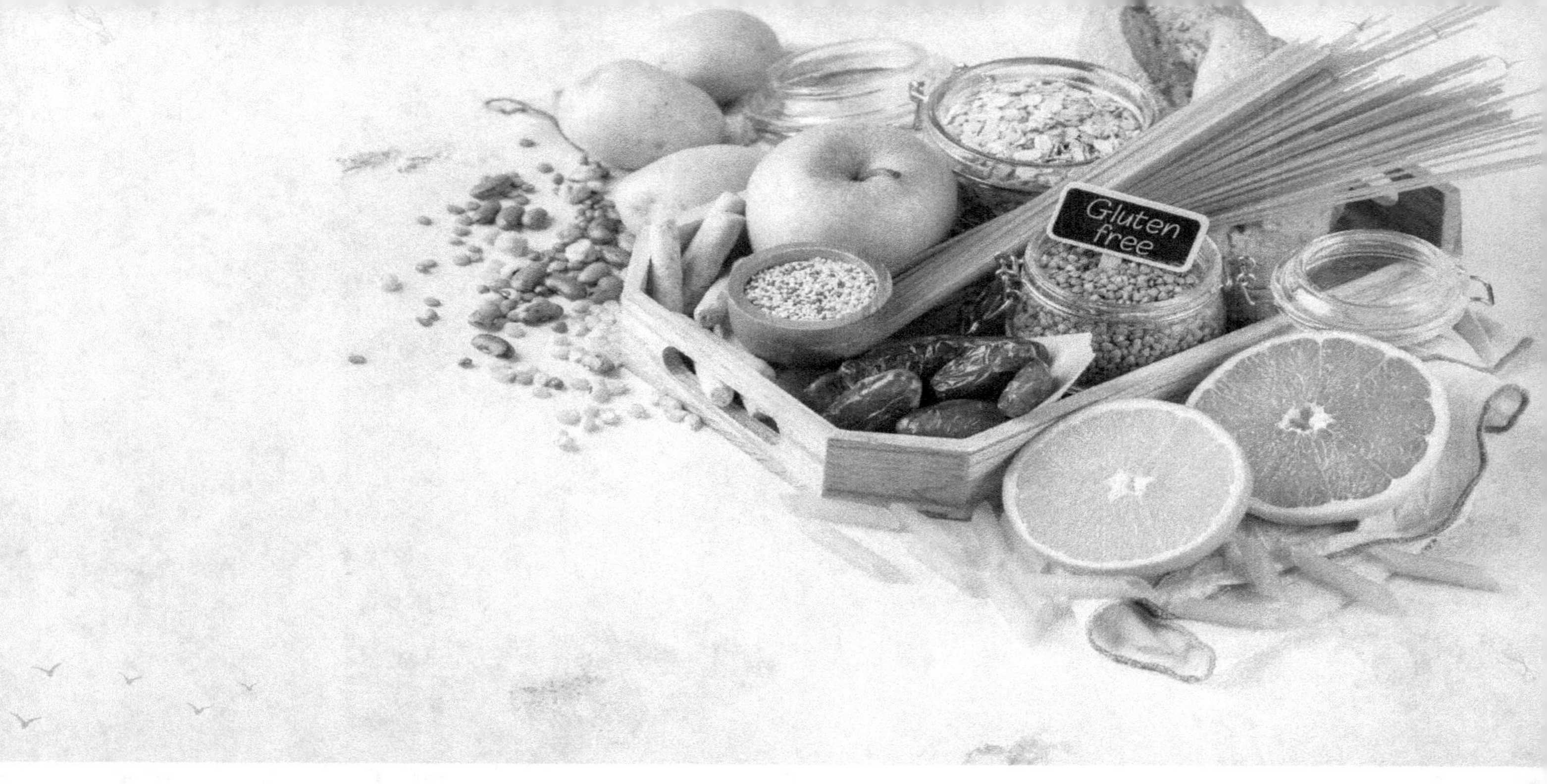

VEGETARISCHE REZEPTE

Gemüsesuppe

Zutaten:

- 2 Karotten
- 1 Zucchini
- 1 Zwiebel
- 1 Knoblauchzehe
- 1 EL Olivenöl
- 1 Liter Gemüsebrühe
- Salz und Pfeffer

Zubereitung:

1. Die Karotten und die Zucchini waschen und in Würfel schneiden. Die Zwiebel und die Knoblauchzehe fein hacken.

2. Das Olivenöl in einem Topf erhitzen und die Zwiebel darin glasig dünsten. Karotten, Zucchini und Knoblauch hinzufügen und kurz mitdünsten.

3. Gemüsebrühe angießen und alles zum Kochen bringen. Die Suppe dann bei mittlerer Hitze ca. 20 Minuten köcheln lassen, bis das Gemüse weich ist.

4. Die Suppe mit Salz und Pfeffer abschmecken.

Vorbereitungszeit: 15 Minuten
Kochzeit: 20 Minuten

Linsensuppe

Zutaten:

- 250 g rote Linsen
- 1 Zwiebel
- 2 Knoblauchzehen
- 1 EL Olivenöl
- 1 Karotte
- 1 Stange Sellerie
- 1 Liter Gemüsebrühe
- Salz und Pfeffer

Zubereitung:

1. Die Linsen in einem Sieb abspülen und abtropfen lassen. Die Zwiebel und die Knoblauchzehen fein hacken. Die Karotte und den Sellerie schälen und in Würfel schneiden.

2. Das Olivenöl in einem Topf erhitzen und die Zwiebel darin glasig dünsten. Knoblauch, Karotte und Sellerie hinzufügen und kurz mitdünsten.

3. Linsen und Gemüsebrühe angießen und alles zum Kochen bringen. Die Suppe dann bei mittlerer Hitze ca. 30 Minuten köcheln lassen, bis die Linsen weich sind.

4. Die Suppe mit Salz und Pfeffer abschmecken.

Vorbereitungszeit: 20 Minuten

Kochzeit: 30 Minuten

Eintopf

Zutaten:

- 200 g Kidneybohnen
- 200 g schwarze Bohnen
- 1 Zwiebel
- 2 Knoblauchzehen
- 1 EL Olivenöl
- 2 Tomaten
- 1 Paprikaschote
- 1 Zucchini
- 1 Karotte
- 1 Stange Sellerie
- 1 Liter Gemüsebrühe
- 1 TL Paprikapulver
- Salz und Pfeffer

Zubereitung:

1. Die Bohnen in einem Sieb abspülen und abtropfen lassen. Die Zwiebel und die Knoblauchzehen fein hacken. Die Tomaten, die Paprika, die Zucchini, die Karotte und den Sellerie waschen und in Würfel schneiden.

2. Das Olivenöl in einem Topf erhitzen und die Zwiebel darin glasig dünsten. Knoblauch, Tomaten, Paprika, Zucchini, Karotte und Sellerie hinzufügen und kurz mitdünsten.

3. Bohnen, Gemüsebrühe, Paprikapulver, Salz und Pfeffer hinzufügen und alles zum Kochen bringen. Die Suppe dann bei mittlerer Hitze ca. 30 Minuten köcheln lassen, bis die Gemüse weich sind.

4. Den Eintopf mit Salz und Pfeffer abschmecken.

Vorbereitungszeit: 25 Minuten
Kochzeit: 30 Minuten

Gemüsepfanne

Zutaten:

- 1 Zucchini
- 1 Paprikaschote
- 1 Aubergine
- 1 Zwiebel
- 2 Knoblauchzehen
- 1 EL Olivenöl
- 1 TL Paprikapulver
- 1 TL Currypulver
- Salz und Pfeffer

Zubereitung:

1. Die Zucchini, die Paprika und die Aubergine waschen und in Würfel schneiden. Die Zwiebel und die Knoblauchzehen fein hacken.

2. Das Olivenöl in einer Pfanne erhitzen und die Zwiebel darin glasig dünsten. Knoblauch, Zucchini, Paprika, Aubergine, Paprikapulver, Currypulver, Salz und Pfeffer hinzufügen und alles bei mittlerer Hitze ca. 15 Minuten braten, bis das Gemüse weich ist.

Vorbereitungszeit: 15 Minuten

Kochzeit: 15 Minuten

Vegetarische Lasagne

Zutaten:

- 250 g Lasagneplatten (glutenfrei)
- 500 g Ricotta
- 100 g geriebener Parmesan
- 1 Zwiebel
- 2 Knoblauchzehen
- 1 EL Olivenöl
- 1 Dose (400 g) geschälte Tomaten
- 1 TL Basilikum
- Salz und Pfeffer

Zubereitung:

1. Die Lasagneplatten nach Packungsanweisung kochen und abtropfen lassen. In der Zwischenzeit den Ricotta mit Parmesan vermischen und mit Salz und Pfeffer abschmecken.

2. Die Zwiebel und die Knoblauchzehen fein hacken. Das Olivenöl in einer Pfanne erhitzen und die Zwiebel darin glasig dünsten. Knoblauch und Tomaten hinzufügen und alles ca. 10 Minuten köcheln lassen.

3. Basilikum, Salz und Pfeffer hinzufügen.

4. In einer Auflaufform abwechselnd Lasagneplatten, Ricotta-Mischung und Tomatensauce schichten. Mit einer Schicht Tomatensauce abschließen.

5. Die Lasagne im vorgeheizten Backofen bei 200°C (Umluft 180°C) ca. 30 Minuten backen.

Vorbereitungszeit: 30 Minuten

Kochzeit: 30 Minuten

Gefüllte Paprika

Zutaten:

- 4 Paprikaschoten
- 250 g Quinoa
- 200 g Champignons
- 1 Zwiebel
- 2 Knoblauchzehen
- 1 EL Olivenöl
- 100 g Tomatenmark
- 1 Dose (400 g) geschälte Tomaten
- 1 TL Oregano
- Salz und Pfeffer

Zubereitung:

1. Die Paprikaschoten waschen, halbieren und entkernen.

2. Quinoa nach Packungsanweisung kochen. In der Zwischenzeit die Champignons putzen und in Scheiben schneiden. Die Zwiebel und die Knoblauchzehen fein hacken.

3. Das Olivenöl in einer Pfanne erhitzen und die Zwiebel darin glasig dünsten. Knoblauch und Champignons hinzufügen und kurz mitdünsten.

4. Tomatenmark hinzufügen und kurz anrösten. Tomaten, Oregano, Salz und Pfeffer hinzufügen und alles ca. 15 Minuten köcheln lassen.

5. Die Paprikaschoten mit Quinoa und Tomaten-Champignon-Mischung füllen.

6. Die gefüllten Paprikaschoten in eine Auflaufform geben und im vorgeheizten Backofen bei 200°C (Umluft 180°C) ca. 25 Minuten backen.

Vorbereitungszeit: 30 Minuten
Kochzeit: 45 Minuten

Zucchini-Nudeln mit Pesto

Zutaten:

- 2 Zucchini
- 100 g Pesto
- 50 g Pinienkerne
- 25 g Parmesan
- Salz und Pfeffer

Zubereitung:

1. Die Zucchini waschen und mit einem Spiralschneider in dünne Nudeln schneiden.

2. Pesto, Pinienkerne und Parmesan in einer Schüssel vermischen.

3. Die Zucchini-Nudeln in einer Pfanne mit etwas Olivenöl ca. 5 Minuten anbraten.

4. Die Pesto-Mischung hinzufügen und alles gut vermischen.

5. Mit Salz und Pfeffer abschmecken.

Vorbereitungszeit: 15 Minuten
Kochzeit: 5 Minuten

Tofu-Rührei

Zutaten:

- 250 g Tofu
- 1 Zwiebel
- 2 Knoblauchzehen
- 1 EL Olivenöl
- 1/2 TL Kurkuma
- 1/4 TL Kreuzkümmel
- Salz und Pfeffer

Zubereitung:

1. Den Tofu mit einer Gabel zerdrücken.
2. Die Zwiebel und die Knoblauchzehen fein hacken.
3. Das Olivenöl in einer Pfanne erhitzen und die Zwiebel darin glasig dünsten. Knoblauch und Tofu hinzufügen und anbraten.
4. Kurkuma, Kreuzkümmel, Salz und Pfeffer hinzufügen und alles gut vermischen.
5. Das Tofu-Rührei ca. 10 Minuten braten, bis es goldbraun ist.

Vorbereitungszeit: 15 Minuten
Kochzeit: 10 Minuten

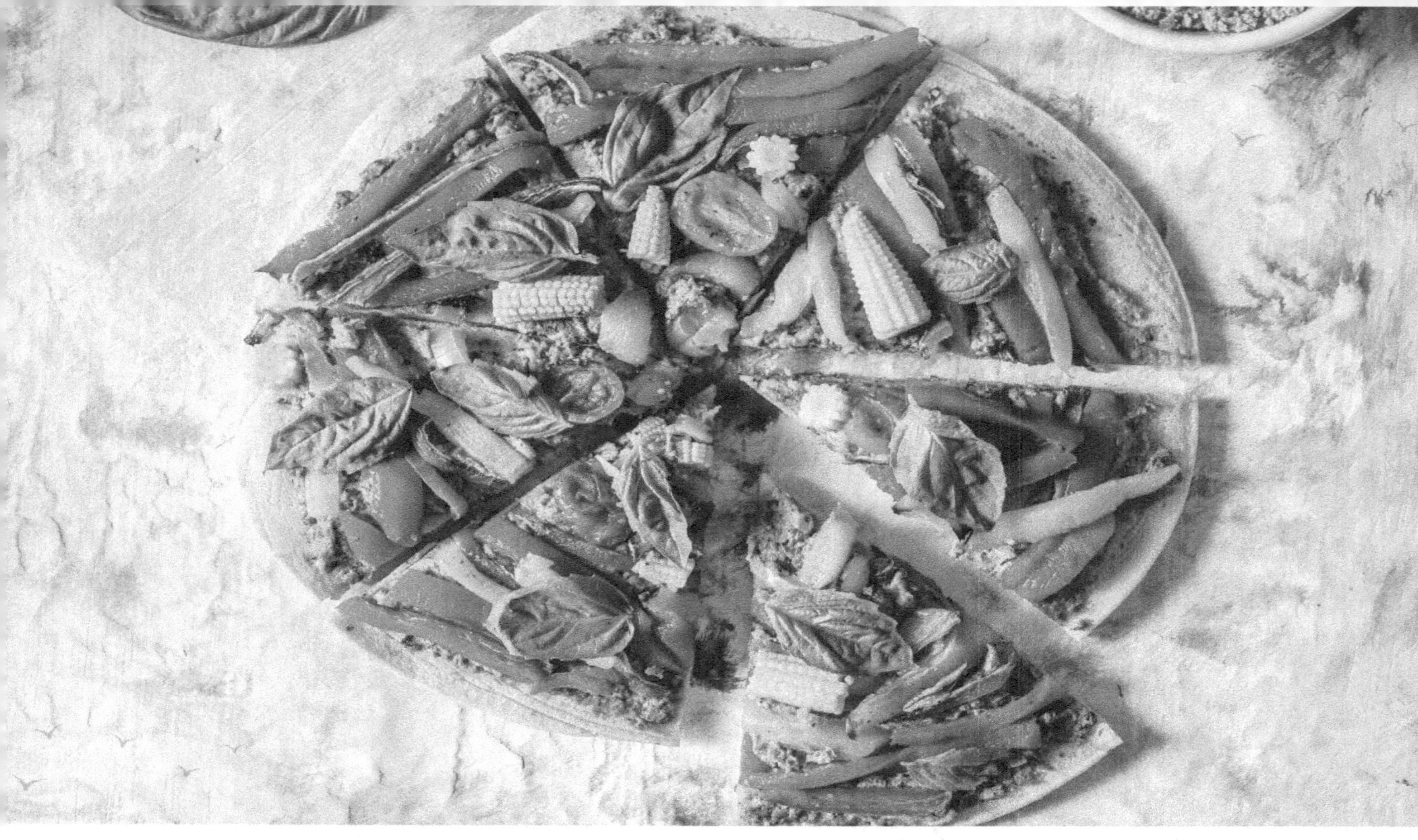

VEGANE REZEPTE

Rote Linsen-Curry

Zutaten:

- 250 g rote Linsen
- 1 Zwiebel
- 2 Knoblauchzehen
- 1 EL Olivenöl
- 1 Karotte
- 1 Stange Sellerie
- 1 Dose (400 g) Tomaten
- 1 TL Kurkuma
- 1/2 TL Chilipulver

- Salz und Pfeffer

1. Die Linsen in einem Sieb abspülen und abtropfen lassen. Die Zwiebel und die Knoblauchzehen fein hacken. Die Karotte und den Sellerie schälen und in Würfel schneiden.
2. Das Olivenöl in einem Topf erhitzen und die Zwiebel darin glasig dünsten. Knoblauch, Karotte, Sellerie, Tomaten, Kurkuma, Chilipulver, Salz und Pfeffer hinzufügen und alles zum Kochen bringen. Die Linsen hinzufügen und bei mittlerer Hitze ca. 30 Minuten köcheln lassen, bis die Linsen weich sind.
3. Das Curry mit Salz und Pfeffer abschmecken.

Vorbereitungszeit: 20 Minuten
Kochzeit: 30 Minuten

Gemüsepfanne mit Tofu

Zutaten:

- 1 Zucchini
- 1 Paprikaschote
- 1 Aubergine
- 1 Zwiebel
- 2 Knoblauchzehen
- 1 EL Olivenöl
- 150 g Tofu
- 1 TL Paprikapulver
- 1/2 TL Currypulver
- Salz und Pfeffer

1. Die Zucchini, die Paprika und die Aubergine waschen und in Würfel schneiden. Die Zwiebel und die Knoblauchzehen fein hacken.

2. Das Olivenöl in einer Pfanne erhitzen und die Zwiebel darin glasig dünsten. Knoblauch, Zucchini, Paprika, Aubergine, Paprikapulver, Currypulver, Salz und Pfeffer hinzufügen und alles bei mittlerer Hitze ca. 15 Minuten braten, bis das Gemüse weich ist.

3. Den Tofu in Würfel schneiden und in die Pfanne geben. Alles gut vermischen und ca. 5 Minuten weiterbraten.

Vorbereitungszeit: 20 Minuten
Kochzeit: 20 Minuten

Kartoffel-Möhren-Püree

Zutaten:

- 500 g Kartoffeln
- 200 g Möhren
- 1 EL Olivenöl
- Salz und Pfeffer

Zubereitung:

1. Die Kartoffeln schälen und in Würfel schneiden. Die Möhren schälen und in Stücke schneiden.

2. Das Olivenöl in einem Topf erhitzen und Kartoffeln und Möhren darin anbraten.

3. Mit Wasser bedecken und ca. 20 Minuten weich kochen.

4. Kartoffeln und Möhren abgießen und mit einem Kartoffelstampfer zu Püree zerdrücken.

5. Mit Salz und Pfeffer abschmecken.

Vorbereitungszeit: 20 Minuten

Kochzeit: 20 Minuten

Spinat-Tofu-Lasagne

Zutaten:

- 250 g Lasagneplatten (glutenfrei)
- 500 g Spinat
- 250 g Tofu
- 1 Zwiebel
- 2 Knoblauchzehen
- 1 EL Olivenöl
- 1 Dose (400 g) Tomaten
- 1 TL Basilikum
- Salz und Pfeffer

Zubereitung:

1. Den Spinat waschen und abtropfen lassen. Den Tofu in Würfel schneiden. Die Zwiebel und die Knoblauchzehen fein hacken.

2. Das Olivenöl in einer Pfanne erhitzen und die Zwiebel darin glasig dünsten. Knoblauch und Spinat hinzufügen und ca. 5 Minuten dünsten, bis der Spinat zusammenfällt.

3. Den Tofu hinzufügen und alles gut vermischen.

4. Die Tomaten in einen Topf geben und pürieren. Basilikum, Salz und Pfeffer hinzufügen.

5. In einer Auflaufform abwechselnd Lasagneplatten, Spinat-Tofu-Mischung und Tomatensauce schichten. Mit einer Schicht Tomatensauce abschließen.

6. Die Lasagne im vorgeheizten Backofen bei 200°C (Umluft 180°C) ca. 30 Minuten backen.

Vorbereitungszeit: 30 Minuten

Kochzeit: 30 Minuten

Linsen-Bolognese mit glutenfreien Nudeln

Zutaten:

- 250 g rote Linsen
- 1 Zwiebel
- 2 Knoblauchzehen
- 1 EL Olivenöl
- 1 Dose (400 g) geschälte Tomaten
- 1 TL Oregano
- 1 TL Basilikum
- Salz und Pfeffer
- Glutenfreie Nudeln nach Packungsanweisung

Zubereitung:

1. Die Linsen in einem Sieb abspülen und abtropfen lassen. Die Zwiebel und die Knoblauchzehen schälen und fein hacken.
2. Das Olivenöl in einem Topf erhitzen und die Zwiebel darin glasig dünsten. Knoblauch und Tomaten hinzufügen und alles ca. 15 Minuten köcheln lassen.
3. Oregano, Basilikum, Salz und Pfeffer hinzufügen.
4. Die Linsen hinzufügen und alles ca. 20 Minuten köcheln lassen, bis die Linsen weich sind.
5. Die Nudeln nach Packungsanweisung kochen.

6. Die Nudeln mit der Linsen-Bolognese anrichten und servieren.

Vorbereitungszeit: 20 Minuten

Kochzeit: 35 Minuten

Veganer Burger mit Süßkartoffel-Pommes

Zutaten:

- 1 Dose (400 g) Kidneybohnen
- 1/2 Tasse Haferflocken
- 1 Zwiebel
- 1 Knoblauchzehe
- 1 EL Olivenöl
- 1 TL Paprikapulver
- 1/2 TL Kreuzkümmel
- Salz und Pfeffer
- Burgerbrötchen (glutenfrei)
- Salat, Tomate und Gurke nach Belieben

Süßkartoffel-Pommes:

- 2 Süßkartoffeln
- 1 EL Olivenöl
- Salz und Pfeffer

Zubereitung:

1. Die Kidneybohnen abgießen und abspülen. Haferflocken, Zwiebel, Knoblauch, Olivenöl, Paprikapulver, Kreuzkümmel, Salz und Pfeffer in einen Mixer geben und zu einer cremigen Paste pürieren.

2. Die Kidneybohnen hinzufügen und alles gut vermischen.

3. Aus der Masse vier Burger formen.

4. Die Süßkartoffeln schälen und in Pommes frites schneiden.

5. Das Olivenöl in einer Pfanne erhitzen und die Süßkartoffel-Pommes darin goldbraun braten.

6. Die Burger in einer Pfanne mit etwas Öl ca. 5 Minuten pro Seite braten.

7. Die Burgerbrötchen aufschneiden und mit Salat, Tomate, Gurke und den Burgern füllen.

8. Die Süßkartoffel-Pommes dazu servieren.

Vorbereitungszeit: 30 Minuten

Kochzeit: 20 Minuten

Veganes Schokoladenmousse

Zutaten:

- 1 Dose (400 ml) Kokosmilch
- 1 Avocado
- 1/2 Tasse Kakaopulver
- 1/4 Tasse Ahornsirup
- 1/2 TL Vanilleextrakt

Zubereitung:

1. Die Kokosmilch über Nacht in den Kühlschrank stellen.

2. Die Avocado halbieren, entkernen und das Fruchtfleisch in einen Mixer geben.

3. Die feste Kokosmilch (ohne die wässrige Flüssigkeit), Kakaopulver, Ahornsirup und Vanilleextrakt hinzufügen und alles zu einem cremigen Mousse pürieren.

4. Das Mousse in Gläser füllen und servieren.

Vorbereitungszeit: 15 Minuten

Kühlzeit: 4 Stunden

Veganer Bananen-Haferflocken-Kekse

Zutaten:

- 2 reife Bananen
- 1 Tasse Haferflocken
- 1/2 Tasse Nussmus
- 1/4 Tasse Rosinen
- 1/4 Tasse Schokoladenchips (vegan)

Zubereitung:

1. Den Backofen auf 180°C (Umluft 160°C) vorheizen. Ein Backblech mit Backpapier auslegen.
2. Die Bananen mit einer Gabel zerdrücken. Haferflocken, Nussmus, Rosinen und Schokoladenchips hinzufügen und alles gut vermischen.
3. Aus der Masse kleine Kugeln formen und auf das Backblech legen.
4. Die Kekse ca. 15 Minuten backen, bis sie goldbraun sind.
5. Die Kekse aus dem Ofen nehmen und auf einem Kuchengitter abkühlen lassen.

Vorbereitungszeit: 15 Minuten

Backzeit: 15 Minuten

Ich hoffe, diese Nachricht findet Dich gut. Da Sie gerade [GLUTENFREIES KOCHBUCH FÜR ANFÄNGER] lesen, bin ich gespannt auf Ihre Gedanken dazu. Ihr Feedback als Leser ist für uns unglaublich wertvoll und es würde uns sehr viel bedeuten, wenn Sie sich einen Moment Zeit nehmen könnten, um Ihre Gedanken in einer Buchrezension mitzuteilen.

Ihre Bewertung kann so kurz oder detailliert sein, wie Sie möchten. Ganz gleich, ob Sie die Feinheiten der Handlung oder die Charakterentwicklung hervorheben oder Ihren Gesamteindruck mitteilen, Ihre Erkenntnisse werden potenziellen Lesern ein besseres Verständnis dafür vermitteln, was sie von diesem Buch erwarten können.

Wir glauben, dass ehrliche Rezensionen von Lesern wie Ihnen sowohl dem Autor als auch anderen Buchliebhabern helfen. Ihr Feedback trägt zur Sichtbarkeit des Buches bei und hilft anderen Lesern, fundierte Entscheidungen zu treffen.

Um eine Rezension abzugeben, besuchen Sie einfach die Plattform, auf der Sie das Buch gekauft haben, und teilen Sie Ihre Gedanken mit. Ihre Meinung ist wichtig und wir schätzen Ihre Zeit und Mühe, die Sie uns mitteilen.

Vielen Dank, dass Sie sich für [GLUTENFREIES KOCHBUCH FÜR ANFÄNGER] entschieden haben, und wir freuen uns darauf, bald Ihre Rezension zu lesen.

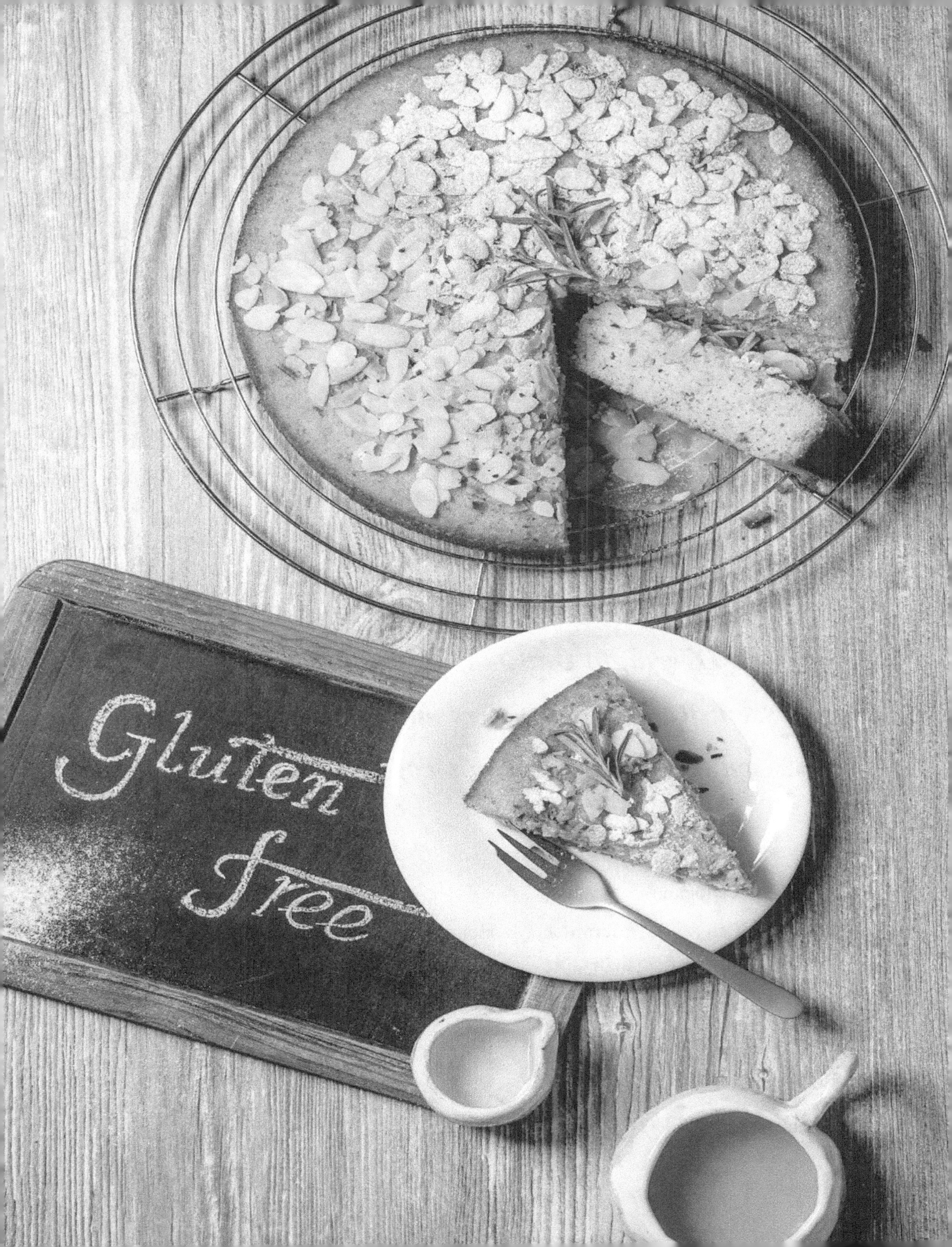

Gluten
free

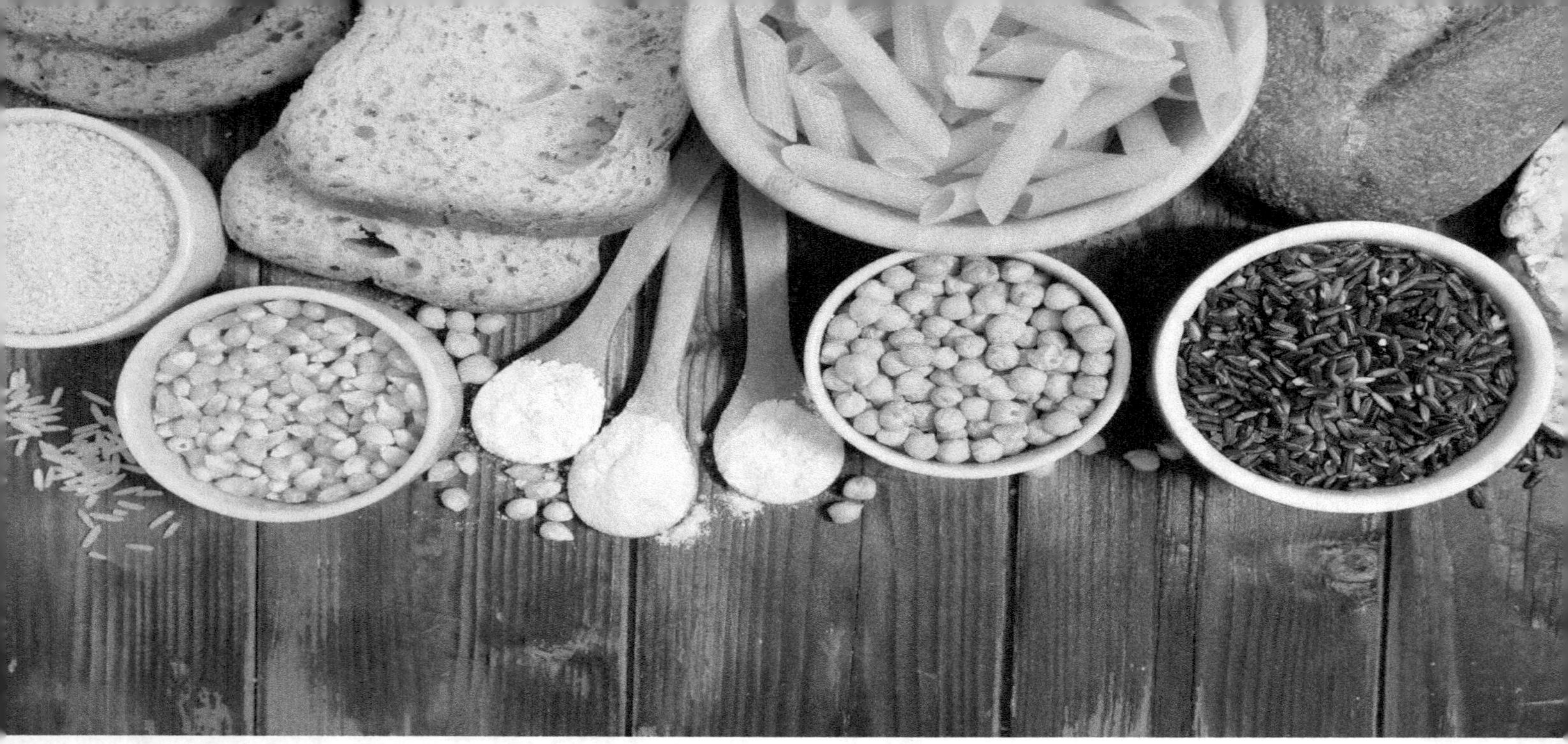

14-TÄGIGER SPEISEPLAN

Tag 1

Frühstück: Overnight Oats mit Obst und Nüssen

Mittagessen: Rote Linsen-Curry mit Reis

Abendessen: Gemüsepfanne mit Tofu

Zutaten für Overnight Oats mit Obst und Nüssen:

- 1 Tasse Haferflocken
- 2 Tassen Milch (z. B. Hafermilch, Mandelmilch)
- 1/2 Tasse Obst (z. B. Bananen, Beeren)
- 1/4 Tasse Nüsse (z. B. Mandeln, Walnüsse)

Zubereitung:

1. Die Haferflocken in eine Schüssel geben.

2. Die Milch, das Obst und die Nüsse hinzufügen und alles gut vermischen.

3. Die Schüssel für mindestens 4 Stunden oder über Nacht in den Kühlschrank stellen.

Zutaten für Rote Linsen-Curry mit Reis:

- 250 g rote Linsen
- 1 Zwiebel
- 2 Knoblauchzehen
- 1 EL Olivenöl
- 1 Karotte
- 1 Stange Sellerie
- 1 Dose (400 g) Tomaten
- 1 TL Kurkuma
- 1/2 TL Chilipulver
- Salz und Pfeffer
- 1 Tasse Reis

Zubereitung:

1. Die Linsen in einem Sieb abspülen und abtropfen lassen. Die Zwiebel und die Knoblauchzehen fein hacken. Die Karotte und den Sellerie schälen und in Würfel schneiden.

2. Das Olivenöl in einem Topf erhitzen und die Zwiebel darin glasig dünsten. Knoblauch, Karotte, Sellerie, Tomaten, Kurkuma, Chilipulver, Salz und Pfeffer hinzufügen und alles zum Kochen bringen. Die Linsen hinzufügen und bei mittlerer Hitze ca. 30 Minuten köcheln lassen, bis die Linsen weich sind.

3. Den Reis nach Packungsanweisung kochen.

Zutaten für Gemüsepfanne mit Tofu:

- 1 Zucchini
- 1 Paprikaschote
- 1 Aubergine
- 1 Zwiebel
- 2 Knoblauchzehen
- 1 EL Olivenöl
- 150 g Tofu
- 1 TL Paprikapulver
- 1/2 TL Currypulver
- Salz und Pfeffer

Zubereitung:

1. Die Zucchini, die Paprika und die Aubergine waschen und in Würfel schneiden. Die Zwiebel und die Knoblauchzehen fein hacken.
2. Das Olivenöl in einer Pfanne erhitzen und die Zwiebel darin glasig dünsten. Knoblauch, Zucchini, Paprika, Aubergine, Paprikapulver, Currypulver, Salz und Pfeffer hinzufügen und alles bei mittlerer Hitze ca. 15 Minuten braten, bis das Gemüse weich ist. Den Tofu in Würfel schneiden und in die Pfanne geben. Alles gut vermischen und ca. 5 Minuten weiterbraten.

Tag 2

Frühstück: Smoothie mit Obst, Gemüse und Joghurt

Mittagessen: Quinoa-Salat mit Gemüse

Abendessen: Vegane Lasagne

Zutaten für Smoothie mit Obst, Gemüse und Joghurt:

- 1 Banane
- 1/2 Tasse Beeren
- 1/2 Tasse grünes Blattgemüse (z. B. Spinat, Mangold)
- 1/2 Tasse Joghurt

Zubereitung:

1. Alle Zutaten in einen Mixer geben und pürieren.

Zutaten für Quinoa-Salat mit Gemüse:

- 1 Tasse Quinoa
- 1 Zucchini
- 1 Paprikaschote
- 1 Karotte
- 1 Zwiebel
- 2 Knoblauchzehen
- 1 EL Olivenöl
- 1 EL Balsamicoessig
- Salz und Pfeffer

Zubereitung:

1. Die Quinoa nach Packungsanweisung kochen.
2. Die Zucchini, die Paprika, die Karotte, die Zwiebel und die Knoblauchzehen fein hacken.
3. Das Olivenöl in einer Pfanne erhitzen und die Zwiebel darin glasig dünsten. Knoblauch, Zucchini, Paprika, Karotte und Quinoa hinzufügen und alles ca. 10 Minuten braten.
4. Den Balsamicoessig, Salz und Pfeffer hinzufügen und alles gut vermischen.

- 250 g Lasagneplatten (glutenfrei)
- 500 g Spinat
- 250 g Tofu
- 1 Zwiebel
- 2 Knoblauchzehen
- 1 EL Olivenöl
- 1 Dose (400 g) Tomaten
- 1 TL Basilikum
- Salz und Pfeffer

Zubereitung:

1. Den Spinat waschen und abtropfen lassen. Den Tofu in Würfel schneiden. Die Zwiebel und die Knoblauchzehen fein hacken.
2. Das Olivenöl in einer Pfanne erhitzen und die Zwiebel darin glasig dünsten. Knoblauch und Spinat hinzufügen und ca. 5 Minuten dünsten, bis der Spinat zusammenfällt.
3. Den Tofu hinzufügen und alles gut vermischen.
4. Die Tomaten in einen Topf geben und pürieren. Basilikum, Salz und Pfeffer hinzufügen.
5. In einer Auflaufform abwechselnd Lasagneplatten, Spinat-Tofu-Mischung und Tomatensauce schichten. Mit einer Schicht Tomatensauce abschließen.
6. Die Lasagne im vorgeheizten Backofen bei 200°C (Umluft 180°C) ca. 30 Minuten backen.

Tag 3

Frühstück: Glutenfreie Pfannkuchen mit Obst und Ahornsirup

Mittagessen: Süßkartoffel-Suppe mit Kichererbsen

Abendessen: Gefüllte Paprika

Zutaten für Glutenfreie Pfannkuchen:

- 1 Tasse glutenfreies Mehl
- 1 1/2 TL Backpulver
- 1/4 TL Salz
- 1 Tasse Milch
- 1 Ei
- 1 EL Öl

Zubereitung:

1. Das Mehl, das Backpulver und das Salz in einer Schüssel vermischen.
2. Die Milch, das Ei und das Öl in einer separaten Schüssel verquirlen.
3. Die flüssigen Zutaten zu den trockenen Zutaten geben und alles gut verrühren.
4. Den Teig in einer heißen Pfanne mit etwas Öl portionsweise ausbacken.
5. Mit Obst und Ahornsirup servieren.

Zutaten für Süßkartoffel-Suppe mit Kichererbsen:

- 2 Süßkartoffeln
- 1 Zwiebel
- 2 Knoblauchzehen
- 1 EL Olivenöl
- 1 Dose (400 g) Kichererbsen
- 1 Liter Gemüsebrühe
- 1 TL Currypulver
- 1/2 TL Kreuzkümmel
- Salz und Pfeffer

1. Die Süßkartoffeln schälen und in Würfel schneiden.

2. Die Zwiebel und die Knoblauchzehen fein hacken.

3. Das Olivenöl in einem Topf erhitzen und die Zwiebel darin glasig dünsten. Knoblauch und Süßkartoffeln hinzufügen und ca. 5 Minuten anbraten.

4. Die Kichererbsen, die Gemüsebrühe, das Currypulver und den Kreuzkümmel hinzufügen. Alles zum Kochen bringen und ca. 20 Minuten köcheln lassen, bis die Süßkartoffeln weich sind.

5. Die Suppe mit einem Pürierstab pürieren und mit Salz und Pfeffer abschmecken.

Zutaten für Gefüllte Paprika:

- 4 Paprikaschoten
- 250 g Quinoa
- 200 g Champignons
- 1 Zwiebel
- 2 Knoblauchzehen
- 1 EL Olivenöl
- 100 g Tomatenmark
- 1 Dose (400 g) geschälte Tomaten
- 1 TL Oregano
- Salz und Pfeffer

Zubereitung:

1. Die Paprikaschoten waschen, halbieren und entkernen.

2. Quinoa nach Packungsanweisung kochen.

3. In der Zwischenzeit die Champignons putzen und in Scheiben schneiden. Die Zwiebel und die Knoblauchzehen fein hacken.

4. Das Olivenöl in einer Pfanne erhitzen und die Zwiebel darin glasig dünsten. Knoblauch und Champignons hinzufügen und kurz mitdünsten.

5. Tomatenmark hinzufügen und kurz anrösten. Tomaten, Oregano, Salz und Pfeffer hinzufügen und alles ca. 15 Minuten köcheln lassen.

6. Die Paprikaschoten mit Quinoa und Tomaten-Champignon-Mischung füllen.

7. Die gefüllten Paprikaschoten in eine Auflaufform geben und im vorgeheizten Backofen bei 200°C (Umluft 180°C) ca. 25 Minuten backen.

Tag 4

Frühstück: Chia-Pudding mit Himbeeren und Kokosmilch

Mittagessen: Linsen-Bolognese mit glutenfreien Nudeln

Abendessen: Tofu-Rührei mit Gemüse

Zutaten für Chia-Pudding mit Himbeeren und Kokosmilch:

- 1/4 Tasse Chia-Samen
- 1 Tasse Kokosmilch
- 1/4 Tasse Himbeeren
- 1 EL Ahornsirup

Zubereitung:

1. Die Chia-Samen in ein Glas geben.

2. Die Kokosmilch, die Himbeeren und den Ahornsirup hinzufügen und alles gut verrühren.

3. Das Glas abdecken und für mindestens 4 Stunden oder über Nacht in den Kühlschrank stellen.

Zutaten für Linsen-Bolognese mit glutenfreien Nudeln:

- 250 g rote Linsen
- 1 Zwiebel
- 2 Knoblauchzehen
- 1 EL Olivenöl
- 1 Dose (400 g) geschälte Tomaten
- 1 TL Oregano
- 1 TL Basilikum
- Salz und Pfeffer
- Glutenfreie Nudeln nach Packungsanweisung

Zubereitung:

1. Die Linsen in einem Sieb abspülen und abtropfen lassen. Die Zwiebel und die Knoblauchzehen schälen und fein hacken.
2. Das Olivenöl in einem Topf erhitzen und die Zwiebel darin glasig dünsten. Knoblauch und Tomaten hinzufügen und alles ca. 15 Minuten köcheln lassen.
3. Oregano, Basilikum, Salz und Pfeffer hinzufügen.
4. Die Linsen hinzufügen und alles ca. 20 Minuten köcheln lassen, bis die Linsen weich sind.
5. Die Nudeln nach Packungsanweisung kochen.
6. Die Nudeln mit der Linsen-Bolognese anrichten und servieren.

Zutaten für Tofu-Rührei mit Gemüse:

- 250 g Tofu

- 1 Zwiebel

- 2 Knoblauchzehen

- 1 EL Olivenöl

- 1/2 TL Kurkuma

- 1/4 TL Kreuzkümmel

- Salz und Pfeffer

Zubereitung:

1. Den Tofu mit einer Gabel zerdrücken.

2. Die Zwiebel und die Knoblauchzehen fein hacken.

3. Das Olivenöl in einer Pfanne erhitzen und die Zwiebel darin glasig dünsten. Knoblauch und Tofu hinzufügen und anbraten.

4. Kurkuma, Kreuzkümmel, Salz und Pfeffer hinzufügen und alles gut vermischen.

5. Das Tofu-Rührei ca. 10 Minuten braten, bis es goldbraun ist.

Tag 5

Frühstück: Glutenfreie Haferflocken mit Bananen und Nüssen

Mittagessen: Gemüsepfanne mit Reis

Abendessen: Veganer Burger mit Süßkartoffel-Pommes

Zutaten für Glutenfreie Haferflocken mit Bananen und Nüssen:

- 1 Tasse glutenfreie Haferflocken

- 1 Tasse Milch (z. B. Hafermilch, Mandelmilch)

- 1/2 Tasse Banane, in Scheiben geschnitten

- 1/4 Tasse Nüsse (z. B. Mandeln, Walnüsse)

1. Die Haferflocken in eine Schüssel geben.

2. Die Milch hinzufügen und alles gut vermischen.

3. In der Mikrowelle für ca. 2 Minuten erwärmen, bis die Haferflocken weich sind.

4. Mit Bananen und Nüssen servieren.

Zutaten für Gemüsepfanne mit Reis:

- 1 Zucchini

- 1 Paprikaschote

- 1 Aubergine

- 1 Zwiebel

- 2 Knoblauchzehen

- 1 EL Olivenöl

- 150 g Tofu

- 1 TL Paprikapulver

- 1/2 TL Currypulver

- Salz und Pfeffer

Zubereitung:

1. Die Zucchini, die Paprika, die Aubergine, die Zwiebel und die Knoblauchzehen fein hacken.

2. Das Olivenöl in einer Pfanne erhitzen und die Zwiebel darin glasig dünsten. Knoblauch, Zucchini, Paprika, Aubergine, Paprikapulver, Currypulver, Salz und Pfeffer hinzufügen und alles bei mittlerer Hitze ca. 15 Minuten braten, bis das Gemüse weich ist.

3. Den Tofu in Würfel schneiden und in die Pfanne geben. Alles gut vermischen und ca. 5 Minuten weiterbraten.

- 1 Dose (400 g) Kidneybohnen
- 1/2 Tasse Haferflocken
- 1 Zwiebel
- 1 Knoblauchzehe
- 1 EL Olivenöl
- 1 TL Paprikapulver
- 1/2 TL Kreuzkümmel
- Salz und Pfeffer
- Burgerbrötchen (glutenfrei)
- Salat, Tomate und Gurke nach Belieben

Süßkartoffel-Pommes:

- 2 Süßkartoffeln
- 1 EL Olivenöl

Salz und PfefferZubereitung:

1. Die Kidneybohnen abgießen und abspülen. Haferflocken, Zwiebel, Knoblauch, Olivenöl, Paprikapulver, Kreuzkümmel, Salz und Pfeffer in einen Mixer geben und zu einer cremigen Paste pürieren.
2. Die Kidneybohnen hinzufügen und alles gut vermischen.
3. Aus der Masse vier Burger formen.
4. Die Süßkartoffeln schälen und in Pommes frites schneiden.
5. Das Olivenöl in einer Pfanne erhitzen und die Süßkartoffel-Pommes darin goldbraun braten.
6. Die Burger in einer Pfanne mit etwas Öl ca. 5 Minuten pro Seite braten.

7. Die Burgerbrötchen aufschneiden und mit Salat, Tomate, Gurke und den Burgern
   füllen.

8. Die Süßkartoffel-Pommes dazu servieren.

Tag 6

Frühstück: Smoothie mit Spinat, Mango und Ananas

Mittagessen: Kichererbsensalat mit Avocado und Tomaten

Abendessen: Kartoffel-Möhren-Püree mit Tofu-Würfeln

Zutaten für Smoothie mit Spinat, Mango und Ananas:

- 1 Tasse Spinat

- 1/2 Tasse Mango, in Stücke geschnitten

- 1/2 Tasse Ananas, in Stücke geschnitten

- 1 Tasse Wasser oder Pflanzenmilch

Zubereitung:

1. Alle Zutaten in einen Mixer geben und pürieren.

Zutaten für Kichererbsensalat mit Avocado und Tomaten:

- 1 Dose (400 g) Kichererbsen

- 1 Avocado

- 1 Tomate

- 1 Zwiebel

- 1/4 Tasse Zitronensaft

- 1 EL Olivenöl

- Salz und Pfeffer

1. Die Kichererbsen abgießen und abspülen. Die Avocado halbieren, entkernen und das Fruchtfleisch in Würfel schneiden. Die Tomate und die Zwiebel fein hacken.

2. Die Kichererbsen, die Avocado, die Tomate, die Zwiebel, den Zitronensaft und das Olivenöl in einer Schüssel vermischen. Mit Salz und Pfeffer abschmecken.

Zutaten für Kartoffel-Möhren-Püree mit Tofu-Würfeln:

- 500 g Kartoffeln
- 200 g Möhren
- 1 EL Olivenöl
- Salz und Pfeffer
- 250 g Tofu
- 1 EL Sojasauce
- 1 TL Paprikapulver

Zubereitung:

1. Die Kartoffeln schälen und in Würfel schneiden. Die Möhren schälen und in Stücke schneiden.

2. Das Olivenöl in einem Topf erhitzen und Kartoffeln und Möhren darin anbraten.

3. Mit Wasser bedecken und ca. 20 Minuten weich kochen.

4. Kartoffeln und Möhren abgießen und mit einem Kartoffelstampfer zu Püree zerdrücken.

5. Mit Salz und Pfeffer abschmecken.

6. Den Tofu in Würfel schneiden und mit Sojasauce und Paprikapulver marinieren.

7. Die Tofu-Würfel in einer Pfanne mit etwas Öl goldbraun braten.

8. Das Kartoffel-Möhren-Püree mit den Tofu-Würfeln servieren.

Tag 7

Frühstück: Veganes Schokoladenmousse

Mittagessen: Glutenfreie Pizza mit Gemüse

Abendessen: Buddha Bowl mit Quinoa und Gemüse

Zutaten für Veganes Schokoladenmousse:

- 1 Dose (400 ml) Kokosmilch
- 1 Avocado
- 1/2 Tasse Kakaopulver
- 1/4 Tasse Ahornsirup
- 1/2 TL Vanilleextrakt

Zubereitung:

1. Die Kokosmilch über Nacht in den Kühlschrank stellen.
2. Die Avocado halbieren, entkernen und das Fruchtfleisch in einen Mixer geben.
3. Die feste Kokosmilch (ohne die wässrige Flüssigkeit), Kakaopulver, Ahornsirup und Vanilleextrakt hinzufügen und alles zu einem cremigen Mousse pürieren.
4. Das Mousse in Gläser füllen und servieren.

Zutaten für Glutenfreie Pizza mit Gemüse:

- 1 Tasse glutenfreies Mehl
- 1 1/2 TL Backpulver
- 1/4 TL Salz
- 1/4 Tasse Olivenöl
- 1/2 Tasse Wasser
- 1 Dose (400 g) geschälte Tomaten

- 1 TL Oregano
- 1/2 TL Basilikum
- Gemüse nach Belieben (z. B. Paprika, Zucchini, Champignons)

Zubereitung:

1. Den Backofen auf 200°C (Umluft 180°C) vorheizen.
2. Das Mehl, das Backpulver und das Salz in einer Schüssel vermischen.
3. Das Olivenöl und das Wasser hinzufügen und alles zu einem glatten Teig verkneten.
4. Den Teig auf einem Backblech ausrollen.
5. Die Tomaten mit Oregano und Basilikum pürieren und auf dem Teig verteilen.
6. Mit dem gewünschten Gemüse belegen.
7. Die Pizza im vorgeheizten Backofen ca. 20 Minuten backen, bis der Rand goldbraun ist.

Zutaten für Buddha Bowl mit Quinoa und Gemüse:

- 1 Tasse Quinoa
- 1/2 Tasse rote Linsen
- 1/2 Tasse grüne Erbsen
- 1/2 Tasse geschnittene Karotten
- 1/2 Tasse Brokkoli-Röschen
- 1/4 Tasse gehackte rote Zwiebel
- 1/4 Tasse gehackte frische Kräuter (z. B. Petersilie, Basilikum)
- 2 EL Olivenöl
- 1 EL Zitronensaft
- Salz und Pfeffer

Zubereitung:

1. Die Quinoa nach Packungsanweisung kochen.

2. Die roten Linsen nach Packungsanweisung kochen.

3. Die grünen Erbsen in kochendem Wasser ca. 2 Minuten blanchieren und abtropfen lassen.

4. Die Karotten schälen und in Würfel schneiden. Den Brokkoli in Röschen schneiden und ca. 5 Minuten in kochendem Wasser blanchieren.

5. Die Zwiebel hacken und die Kräuter fein schneiden.

6. Für das Dressing Olivenöl, Zitronensaft, Salz und Pfeffer verrühren.

7. Quinoa, Linsen, Erbsen, Karotten, Brokkoli, Zwiebel und Kräuter in einer Schüssel vermischen.

8. Mit dem Dressing

Tag 8

Frühstück: Glutenfreie Pancakes mit Blaubeeren und Ahornsirup

Mittagessen: Grüner Smoothie mit Banane und Spinat

Abendessen: Gefüllte Süßkartoffeln mit Quinoa und Gemüse

Zutaten für Glutenfreie Pancakes:

- 1 Tasse glutenfreies Mehl
- 1 TL Backpulver
- 1/4 TL Salz
- 1 Tasse Milch (z. B. Hafermilch, Mandelmilch)
- 1 Ei
- 1 EL Öl

Zubereitung:

1. Das Mehl, das Backpulver und das Salz in einer Schüssel vermischen.

2. Die Milch, das Ei und das Öl in einer separaten Schüssel verquirlen.

3. Die flüssigen Zutaten zu den trockenen Zutaten geben und alles gut verrühren.

4. Den Teig in einer heißen Pfanne mit etwas Öl portionsweise ausbacken.

5. Mit Blaubeeren und Ahornsirup servieren.

Zutaten für Grüner Smoothie mit Banane und Spinat:

- 1 Banane

- 1/2 Tasse Spinat

- 1/2 Tasse Wasser oder Pflanzenmilch

- 1 TL Honig oder Ahornsirup (optional)

Zubereitung:

1. Alle Zutaten in einen Mixer geben und pürieren.

Zutaten für Gefüllte Süßkartoffeln mit Quinoa und Gemüse:

- 2 Süßkartoffeln

- 1 Tasse Quinoa

- 1/2 Tasse gehackte Zucchini

- 1/2 Tasse gehackte Champignons

- 1/4 Tasse gehackte rote Zwiebel

- 2 EL Olivenöl

- 1 TL Oregano

- 1/2 TL Salz

- 1/4 Tasse gehackter frischer Koriander

Zubereitung:

1. Den Backofen auf 200°C (Umluft 180°C) vorheizen.

2. Die Süßkartoffeln waschen und mit der Gabel mehrmals einstechen. Auf ein Backblech legen und im vorgeheizten Backofen ca. 45 Minuten backen, bis sie weich sind.

3. In der Zwischenzeit die Quinoa nach Packungsanweisung kochen.

4. Die Zucchini, die Champignons und die Zwiebel hacken.

5. Das Olivenöl in einer Pfanne erhitzen und das Gemüse darin ca. 5 Minuten anbraten.

6. Oregano und Salz hinzufügen und alles gut vermischen.

7. Die Quinoa zum Gemüse geben und alles gut verrühren.

8. Die Süßkartoffeln halbieren und das Fruchtfleisch etwas aushöhlen.

9. Die Quinoa-Gemüse-Mischung in die Süßkartoffeln füllen und mit frischem Koriander garnieren.

Tag 9

Frühstück: Overnight Oats mit Chia-Samen und Beeren
Mittagessen: Black Bean Burger mit Süßkartoffel-Pommes
Abendessen: Gemüse-Curry mit Reis

Zutaten für Overnight Oats mit Chia-Samen und Beeren:

- 1/2 Tasse Haferflocken
- 1/4 Tasse Chia-Samen
- 1 Tasse Milch (z. B. Hafermilch, Mandelmilch)
- 1/4 Tasse Beeren (z. B. Himbeeren, Blaubeeren)
- 1 EL Ahornsirup oder Honig

Zubereitung:

1. Die Haferflocken, die Chia-Samen und die Milch in einem Glas verrühren.

2. Die Beeren und den Ahornsirup oder Honig hinzufügen und alles gut vermischen.

3. Das Glas abdecken und über Nacht in den Kühlschrank stellen.

Zutaten für Black Bean Burger:

- 1 Dose (400 g) Black Beans
- 1/2 Tasse Haferflocken
- 1 Zwiebel
- 1 Knoblauchzehe
- 1 EL Olivenöl
- 1 TL Kreuzkümmel
- 1/2 TL Salz
- Burgerbrötchen (glutenfrei)
- Salat, Tomate und Gurke nach Belieben

Süßkartoffel-Pommes:

- 2 Süßkartoffeln
- 1 EL Olivenöl
- Salz und Pfeffer

Zubereitung:

1. Die Black Beans abgießen und abspülen. Haferflocken, Zwiebel, Knoblauch, Olivenöl, Kreuzkümmel und Salz in einen Mixer geben und zu einer cremigen Paste pürieren.
2. Die Black Beans hinzufügen und alles gut vermischen.
3. Aus der Masse vier Burger formen.
4. Die Süßkartoffeln schälen und in Pommes frites schneiden.
5. Das Olivenöl in einer Pfanne erhitzen und die Süßkartoffel-Pommes darin goldbraun braten.
6. Die Burger in einer Pfanne mit etwas Öl ca. 5 Minuten pro Seite braten.

7. Die Burgerbrötchen aufschneiden und mit Salat, Tomate, Gurke und den Burgern füllen.

8. Die Süßkartoffel-Pommes dazu servieren.

Zutaten für Gemüse-Curry mit Reis:

- 1 Dose (400 ml) Kokosmilch
- 1 rote Zwiebel
- 2 Knoblauchzehen
- 1 EL Currypulver
- 1/2 TL Kurkuma
- 1/2 TL Kreuzkümmel
- 1 Karotte
- 1 Paprika
- 1 Zucchini
- 1 Dose (400 g) geschälte Tomaten
- 1 Tasse Reis

Zubereitung:

1. Die Kokosmilch in einen Topf geben und erhitzen.

2. Die Zwiebel und den Knoblauch fein hacken.

3. Das Currypulver, den Kurkuma und den Kreuzkümmel in die Kokosmilch einrühren.

4. Die Zwiebel und den Knoblauch in der Kokosmilch ca. 5 Minuten anbraten.

5. Die Karotte, die Paprika und die Zucchini schälen und in Würfel schneiden.

6. Die Karotten, die Paprika und die Zucchini in die Kokosmilch geben und ca. 10 Minuten köcheln lassen.

7. Die geschälten Tomaten mit ihrem Saft in die Kokosmilch geben und alles gut verrühren.

8. Das Curry ca. 15 Minuten köcheln lassen, bis das Gemüse weich ist.

9. In der Zwischenzeit den Reis nach Packungsanweisung kochen.

10. Das Curry mit Reis servieren.

Tag 10

Frühstück: Glutenfreie Waffeln mit Obst und Ahornsirup

Mittagessen: Tomatensuppe mit glutenfreiem Brot

Abendessen: Tofu-Nudelpfanne mit Gemüse

Zutaten für Glutenfreie Waffeln:

- 1 Tasse glutenfreies Mehl
- 1 1/2 TL Backpulver
- 1/4 TL Salz
- 1 Tasse Milch (z. B. Hafermilch, Mandelmilch)
- 1 Ei
- 1 EL Öl

Zubereitung:

1. Das Mehl, das Backpulver und das Salz in einer Schüssel vermischen.

2. Die Milch, das Ei und das Öl in einer separaten Schüssel verquirlen.

3. Die flüssigen Zutaten zu den trockenen Zutaten geben und alles gut verrühren.

4. Den Teig in einem heißen Waffeleisen portionsweise backen.

5. Mit Obst und Ahornsirup servieren.

Zutaten für Tomatensuppe mit glutenfreiem Brot:

- 1 Dose (400 g) geschälte Tomaten

- 1 Zwiebel
- 1 Knoblauchzehe
- 1 EL Olivenöl
- 1 TL Basilikum
- 1/2 TL Oregano
- Salz und Pfeffer
- Glutenfreies Brot

Zubereitung:

1. Die Tomaten mit ihrem Saft in einen Topf geben und pürieren.
2. Die Zwiebel und den Knoblauch fein hacken.
3. Das Olivenöl in einem Topf erhitzen und die Zwiebel darin glasig dünsten. Knoblauch und Tomaten hinzufügen und alles ca. 15 Minuten köcheln lassen.
4. Basilikum, Oregano, Salz und Pfeffer hinzufügen und alles gut verrühren.
5. Die Tomatensuppe mit glutenfreiem Brot servieren.

Zutaten für Tofu-Nudelpfanne mit Gemüse:

- 250 g Tofu
- 200 g Nudeln (glutenfrei)
- 1 Zucchini
- 1 Paprika
- 1 Aubergine
- 1 Zwiebel
- 2 Knoblauchzehen
- 1 EL Sojasauce
- 1 EL Sesamöl
- 1 TL Ingwerpulver

- 1/2 TL Chiliflocken (optional)

Zubereitung:

1. Den Tofu in Würfel schneiden und in Sojasauce, Sesamöl, Ingwerpulver und Chiliflocken marinieren.

2. Die Nudeln nach Packungsanweisung kochen.

3. Die Zucchini, die Paprika und die Aubergine waschen und in Würfel schneiden. Die Zwiebel und die Knoblauchzehen fein hacken.

4. Das Öl in einem Wok oder einer großen Pfanne erhitzen und die Zwiebel darin glasig dünsten. Knoblauch und Gemüse hinzufügen und ca. 5 Minuten anbraten.

5. Den marinierten Tofu hinzufügen und alles ca. 10 Minuten braten, bis der Tofu goldbraun ist.

6. Die Nudeln zum Gemüse und Tofu geben und alles gut vermischen.

7. Mit Sojasauce, Sesamöl, Ingwerpulver und Chiliflocken abschmecken.

Tag 11

Frühstück: Chia-Pudding mit Mango und Kokosmilch
Mittagessen: Hühnersalat mit glutenfreiem Brot und Salat
Abendessen: Gemüsesuppe mit Linsen und Vollkornnudeln

Zutaten für Chia-Pudding mit Mango und Kokosmilch:

- 1/4 Tasse Chia-Samen
- 1 Tasse Kokosmilch
- 1/2 Tasse Mango, in Stücke geschnitten
- 1 EL Ahornsirup oder Honig

1. Die Chia-Samen in ein Glas geben.
2. Die Kokosmilch, die Mango und den Ahornsirup oder Honig hinzufügen und alles gut verrühren.
3. Das Glas abdecken und über Nacht in den Kühlschrank stellen.

Zutaten für Hühnersalat mit glutenfreiem Brot und Salat:

- 2 Hähnchenbrustfilets, gekocht und in Stücke geschnitten
- 1/2 Tasse Mayonnaise
- 1/4 Tasse Sellerie, fein gehackt
- 1/4 Tasse rote Zwiebel, fein gehackt
- 2 EL Zitronensaft
- Salz und Pfeffer
- Glutenfreies Brot
- Salat nach Belieben

Zubereitung:

1. Die Hähnchenbrustfilets in Stücke schneiden.
2. Mayonnaise, Sellerie, rote Zwiebel, Zitronensaft, Salz und Pfeffer in einer Schüssel verrühren.
3. Die Hähnchenbruststücke hinzufügen und alles gut vermischen.
4. Den Hühnersalat auf glutenfreiem Brot mit Salat servieren.

Zutaten für Gemüsesuppe mit Linsen und Vollkornnudeln:

- 1 Dose (400 g) geschälte Tomaten
- 1 Zwiebel
- 1 Knoblauchzehe

- 1 EL Olivenöl
- 1 Karotte
- 1 Paprika
- 1 Zucchini
- 1 Dose (400 g) Linsen
- 1 Tasse Vollkornnudeln
- 1 Liter Gemüsebrühe
- 1 TL Oregano
- 1/2 TL Basilikum
- Salz und Pfeffer

Zubereitung:

1. Die Tomaten mit ihrem Saft in einen Topf geben und pürieren.
2. Die Zwiebel und den Knoblauch fein hacken.
3. Das Olivenöl in einem Topf erhitzen und die Zwiebel darin glasig dünsten. Knoblauch und Tomaten hinzufügen und alles ca. 15 Minuten köcheln lassen.
4. Die Karotte, die Paprika und die Zucchini schälen und in Würfel schneiden.
5. Die Linsen, die Vollkornnudeln, die Gemüsebrühe, die Karotten, die Paprika und die Zucchini in die Kokosmilch geben und alles ca. 20 Minuten köcheln lassen, bis das Gemüse weich ist.
6. Oregano, Basilikum, Salz und Pfeffer hinzufügen und alles gut verrühren.
7. Die Gemüsesuppe servieren.

Tag 12

Frühstück: Haferflocken mit Beeren und Nüssen

Mittagessen: Quinoa-Salat mit Gemüse und Avocado

Abendessen: Gefüllte Gurken mit Thunfischsalat

Zutaten für Haferflocken mit Beeren und Nüssen:

- 1 Tasse Haferflocken
- 1 Tasse Milch (z. B. Hafermilch, Mandelmilch)
- 1/4 Tasse Beeren (z. B. Himbeeren, Blaubeeren)
- 1 EL Nüsse (z. B. Mandeln, Walnüsse)

Zubereitung:

1. Die Haferflocken in einer Schüssel vermischen.
2. Die Milch hinzufügen und alles gut verrühren.
3. Die Beeren und die Nüsse hinzufügen und alles gut vermischen.

Zutaten für Quinoa-Salat mit Gemüse und Avocado:

- 1 Tasse Quinoa
- 1/2 Tasse gehackte Tomaten
- 1/2 Tasse gehackte Gurke
- 1/4 Tasse gehackte rote Zwiebel
- 1 Avocado, gewürfelt
- 2 EL Olivenöl

Zutaten für Quinoa-Salat mit Gemüse und Avocado (Fortsetzung):

- 1 EL Zitronensaft
- 1/2 TL Salz
- 1/4 TL Pfeffer
- Frische Kräuter (z. B. Petersilie, Basilikum) nach Belieben

1. Die Quinoa nach Packungsanweisung kochen.

2. Die Tomaten, die Gurke und die rote Zwiebel hacken.

3. Die Avocado halbieren, entkernen und das Fruchtfleisch in Würfel schneiden.

4. Quinoa, Tomaten, Gurke, rote Zwiebel, Avocado, Olivenöl, Zitronensaft, Salz und Pfeffer in einer Schüssel vermischen.

5. Mit frischen Kräutern garnieren.

Zutaten für Gefüllte Gurken mit Thunfischsalat:

- 2 große Gurken
- 1 Dose (185 g) Thunfisch im eigenen Saft
- 1/4 Tasse Mayonnaise
- 1 EL Zitronensaft
- 1/4 Tasse Sellerie, fein gehackt
- 1/4 Tasse rote Zwiebel, fein gehackt
- Salz und Pfeffer

Zubereitung:

1. Die Gurken waschen und in dünne Scheiben schneiden.

2. Den Thunfisch abtropfen lassen und in einer Schüssel zerkleinern.

3. Mayonnaise, Zitronensaft, Sellerie, rote Zwiebel, Salz und Pfeffer hinzufügen und alles gut verrühren.

4. Die Gurkenscheiben mit Thunfischsalat füllen und servieren.

Tag 13

Frühstück: Glutenfreie Pfannkuchen mit Bananen und Ahornsirup

Mittagessen: Linsen-Bolognese mit glutenfreien Nudeln

Abendessen: Tofu-Rührei mit Gemüse

Zutaten für Glutenfreie Pfannkuchen mit Bananen und Ahornsirup:

- 1 Tasse glutenfreies Mehl
- 1 1/2 TL Backpulver
- 1/4 TL Salz
- 1 Tasse Milch (z. B. Hafermilch, Mandelmilch)
- 1 Ei
- 1 EL Öl

Zubereitung:

1. Das Mehl, das Backpulver und das Salz in einer Schüssel vermischen.
2. Die Milch, das Ei und das Öl in einer separaten Schüssel verquirlen.
3. Die flüssigen Zutaten zu den trockenen Zutaten geben und alles gut verrühren.
4. Den Teig in einer heißen Pfanne mit etwas Öl portionsweise ausbacken.
5. Mit Bananen und Ahornsirup servieren.

Zutaten für Linsen-Bolognese mit glutenfreien Nudeln:

- 250 g rote Linsen
- 1 Zwiebel
- 2 Knoblauchzehen
- 1 EL Olivenöl
- 1 Dose (400 g) geschälte Tomaten
- 1 TL Oregano
- 1 TL Basilikum
- Salz und Pfeffer
- Glutenfreie Nudeln nach Packungsanweisung

1. Die Linsen in einem Sieb abspülen und abtropfen lassen. Die Zwiebel und die Knoblauchzehen schälen und fein hacken.

2. Das Olivenöl in einem Topf erhitzen und die Zwiebel darin glasig dünsten. Knoblauch und Tomaten hinzufügen und alles ca. 15 Minuten köcheln lassen.

3. Oregano, Basilikum, Salz und Pfeffer hinzufügen.

4. Die Linsen hinzufügen und alles ca. 20 Minuten köcheln lassen, bis die Linsen weich sind.

5. Die Nudeln nach Packungsanweisung kochen.

6. Die Nudeln mit der Linsen-Bolognese anrichten und servieren.

Zutaten für Tofu-Rührei mit Gemüse:

- 250 g Tofu
- 1 Zwiebel
- 2 Knoblauchzehen
- 1 EL Olivenöl
- 1/2 TL Kurkuma
- 1/4 TL Kreuzkümmel
- Salz und Pfeffer

Zubereitung:

1. Den Tofu mit einer Gabel zerdrücken.

2. Die Zwiebel und die Knoblauchzehen fein hacken.

3. Das Olivenöl in einer Pfanne erhitzen und die Zwiebel darin glasig dünsten. Knoblauch und Tofu hinzufügen und anbraten.

4. Kurkuma, Kreuzkümmel, Salz und Pfeffer hinzufügen und alles gut vermischen.

5. Das Tofu-Rührei ca. 10 Minuten braten, bis es goldbraun ist.

Tag 14

Frühstück: Smoothie mit Spinat, Mango und Ananas

Mittagessen: Kichererbsensalat mit Avocado und Tomaten

Abendessen: Kartoffel

Zutaten für Smoothie mit Spinat, Mango und Ananas (Fortsetzung):

- 1 Tasse Spinat
- 1/2 Tasse Mango, in Stücke geschnitten
- 1/2 Tasse Ananas, in Stücke geschnitten
- 1 Tasse Wasser oder Pflanzenmilch

Zubereitung:

1. Alle Zutaten in einen Mixer geben und pürieren.

Zutaten für Kichererbsensalat mit Avocado und Tomaten (Fortsetzung):

- 1 Dose (400 g) Kichererbsen
- 1 Avocado
- 1 Tomate
- 1 Zwiebel
- 1/4 Tasse Zitronensaft
- 1 EL Olivenöl
- Salz und Pfeffer

Zubereitung:

1. Die Kichererbsen abgießen und abspülen. Die Avocado halbieren, entkernen und das Fruchtfleisch in Würfel schneiden. Die Tomate und die Zwiebel fein hacken.

2. Die Kichererbsen, die Avocado, die Tomate, die Zwiebel, den Zitronensaft und das Olivenöl in einer Schüssel vermischen. Mit Salz und Pfeffer abschmecken.

Zutaten für Kartoffel-Möhren-Püree mit Tofu-Würfeln (Fortsetzung):

- 500 g Kartoffeln
- 200 g Möhren
- 1 EL Olivenöl
- Salz und Pfeffer
- 250 g Tofu
- 1 EL Sojasauce
- 1 TL Paprikapulver

Zubereitung:

1. Die Kartoffeln schälen und in Würfel schneiden. Die Möhren schälen und in Stücke schneiden.

2. Das Olivenöl in einem Topf erhitzen und Kartoffeln und Möhren darin anbraten.

3. Mit Wasser bedecken und ca. 20 Minuten weich kochen.

4. Kartoffeln und Möhren abgießen und mit einem Kartoffelstampfer zu Püree zerdrücken.

5. Mit Salz und Pfeffer abschmecken.

6. Den Tofu in Würfel schneiden und mit Sojasauce und Paprikapulver marinieren.

7. Die Tofu-Würfel in einer Pfanne mit etwas Öl goldbraun braten.

8. Das Kartoffel-Möhren-Püree mit den Tofu-Würfeln servieren.

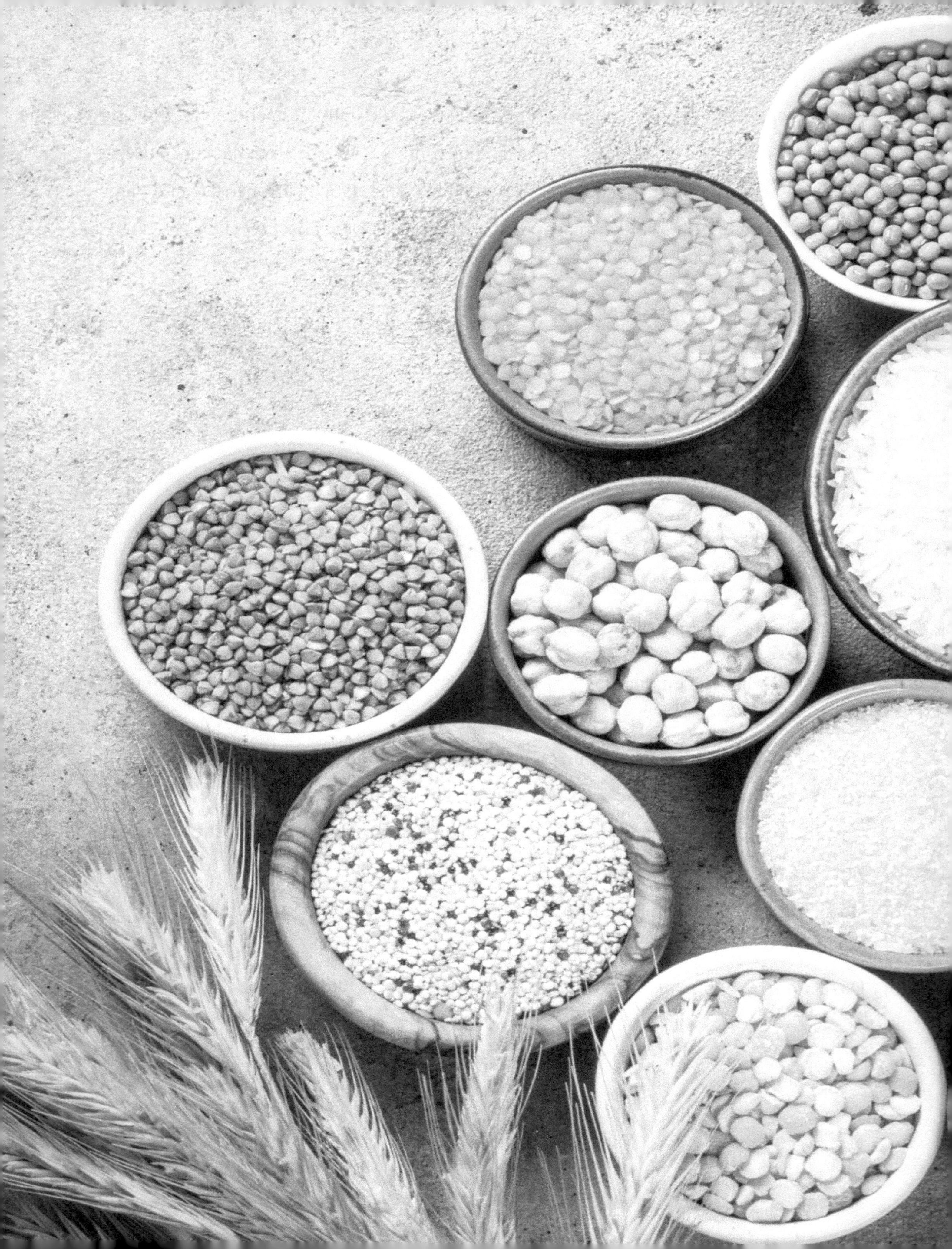